Dr. Albin Obiltschnig

Lyme oder nicht Lyme
das ist die Frage

Dr. Albin Obiltschnig

Lyme oder nicht Lyme

das ist die Frage

Über die Schwierigkeiten bei der Diagnostik, Behandlung und Begutachtung der Borreliose und ihrer Folgen

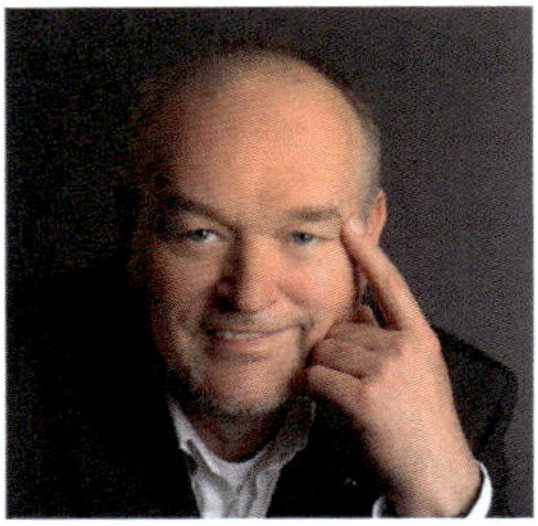

Dr. Albin Obiltschnig, Facharzt für Unfallchirurgie mit Spezialisierung in Handchirurgie und peripherer Nervenchirurgie. 1984 Theodor-Körner-Preis für die Arbeit zu einer speziellen Hüftendoprothese. Nach Borreliose-Infektion und Rezidiv mit langwieriger Behandlung intensive fachliche Beschäftigung mit der Thematik. Seit 2008 Kontakt zur deutschen Borreliengesellschaft, 2017–2022 im Vorstand. Veranstalter mehrerer Jahrestagungen der Gesellschaft und Organisator internationaler Kongresse, darunter der 3. Deutsch-Amerikanische Kongress der ILADS in Klagenfurt (2012).

Bibliografische Information der Deutschen Nationalbibliothek
Die Deutsche Nationalbibliothek verzeichnet diese Publikation in der Deutschen Nationalbibliografie; detaillierte bibliografische Daten sind im Internet über http://dnb.dnb.de abrufbar.

1. Auflage 2026

facultas Verlag, Wien, Österreich
Umschlagbild: © nobeastsofierce, AdobeStock
Lektorat: Susanne Müller-Posch, Klagenfurt
Satz: Florian Spielauer, Wien
Bildnachweis: S. 101/102 (Mikroskopiebilder): © Bernhard Zelger, Innsbruck. Alle übrigen: © Albin Obiltschnig
Druck: Prime Rate, Ungarn
Printed in the EU

Vorwort

Vorweg sei gesagt, dass ich mich seit 1990 mit der Borreliose beschäftige, nachdem ich 1985 das erste Mal an Borreliose erkrankt war.

Ich hatte ein massives Erythema migrans im Bereich der linken Thoraxseite, das leider, dem damaligen Stand des Wissens entsprechend, viel zu kurz mit Antibiotika behandelt wurde.

Im Jahr 1991 brach bei mir eine massive Borreliose aus: mit Lähmung des linken Augennervs, Einschränkung des Gesichtsfeldes und heftigen Gelenksbeschwerden. Damals mussten mehrere antibiotische Therapien durchgeführt werden. Seit diesem Zeitpunkt beschäftige ich mich aus Eigeninteresse mit der Borreliose.

Ich habe bis dato mehr als 2.500 Borreliose-Patienten behandelt und stehe nach wie vor an vorderster Front, nicht nur bei der konservativen Behandlung von Borreliose durch Antibiotika, sondern auch operativ. Warum die operative Therapie bei Spezialfällen der Borreliose enorm wichtig ist, zeigt dieses Buch. Es gelingt dadurch, Direktnachweise zu erbringen und endogene Entzündungsherde in Gelenken zu beseitigen.

Meine Erfahrungen mit der Borreliose habe ich als behandelnder Arzt und betroffener Patient gesammelt. Dabei lege ich Wert darauf, nicht nur Schreibtischwissen weiterzugeben, sondern meine praxisbezogenen und individuellen Erfahrungen. Ich glaube sogar, es ist sehr wichtig, dass Ärzte selbst Erfahrung mit der Borreliose machen, um zu wissen, wie schmerzhaft die Symptome sind, wie schwierig die Behandlung sich gestalten kann und wie mühsam der Umgang mit Versicherungen und teils auch anderen Kollegen ist.

Wie kommt es, dass sich ein Unfallchirurg mit Borreliose beschäftigt?

Nicht nur durch meine eigene Erkrankung habe ich mich mit der Borreliose beschäftigen müssen (ganz im Sinne des Lukas-Evangeliums: „Arzt, heile dich selbst"). Dazu kommt, dass ein Stich einer Zecke oder anderer Insekten im Grunde eine Stichverletzung ist, nicht anders als bei einer Stichverletzung mit einer Glasscherbe. Bei einem Stich handelt es sich um einen Unfall, und dieser wird normalerweise von einen Unfallchirurgen behandelt.

Wie ich später noch ausführe, spielt es auch für die gerichtliche Begutachtung eine Rolle, dass die Borreliose auch bei der privaten Unfallversicherung als Unfall gilt und die Dauerschäden entsprechend der FSME auch bei der Borreliose abgegolten werden.

So betrachtet ist der Unfallchirurg die richtige Anlaufstelle.

Inhalt

1 Einleitung

Die Borreliose gibt es seit Tausenden von Jahren. Erstmals wurde sie bei der Gletschermumie Ötzi nachgewiesen: Im Gewebe der Mumie konnte DNA der Keime entdeckt werden.

Allerdings wird sie häufiger: Zecken, die als Hauptüberträger gelten, haben immer mehr Borrelienbakterien in sich. Dadurch mehren sich die Fälle. Doch da die Symptome vielfältig sind und die Behandlung der Borreliose in verschiedene medizinische Fachgebiete fällt, wird sie oft nicht erkannt bzw. nicht richtig diagnostiziert.

Die Borreliose wird zumeist in einem indirekten Labortest bewiesen oder ausgeschlossen, dieser ist jedoch im Vergleich z. B. zum Aids-Test sehr unsicher. Ärzte sind also auf die eigene Erfahrung und den Ausschluss anderer Diagnosen angewiesen, um eine Borreliose diagnostizieren zu können. Eine Vorgehensweise, die in der heutigen digitalisierten Computerdiagnostik als unsicher eingestuft wird.

Das führt dazu, dass die Borreliose vielfach bagatellisiert wird, vor allem von Primärbehandlern in Ermangelung des neuen Wissens über exakte Abklärungsmethoden.

Dem will dieses Buch entgegenwirken: Daher wird hier auf die Diagnostik, die Therapie, die Schwere verschiedener Fälle sowie auf neue wissenschaftliche Erkenntnisse eingegangen.

Die Hauptschwierigkeit: Die Krankheitsbilder, hinter denen eine Borreliose stecken kann, können sehr unterschiedlich sein, da es bei Borrelien-Infektionen auch zu Co-Infektionen mit anderen Keimen kommen kann. Auch diese werden hier besprochen.

Patienten, die an Borrelien leiden, haben zudem nicht nur einen starken Leidensdruck durch die Erkrankung und deren Behandlung. Zusätzlich haben sie häufig immense Schwierigkeiten, ihre Ansprüche geltend zu machen, weil die Erkrankung von der Pflichtversicherung, Pensionsversicherung, eventuell auch von privaten Unfallversicherungen (die Borreliose gilt als Unfall) häufig nicht anerkannt wird.

Diese Schwierigkeiten verlangen auch die Darstellung der versicherungsrechtlichen Seite der Erkrankung. Darauf wird in einem eigenen Kapitel sowie teils in den Fallbeispielen im Anhang eingegangen.

Dieses Buch soll zeigen, dass die Borreliose eine ernstzunehmende Erkrankung ist, die unter Umständen auch tödlich enden kann, während sie jedoch von politischer und oft auch medizinischer Seite häufig nicht anerkannt, bagatellisiert oder lächerlich gemacht wird. Es soll das nötige Wissen vermitteln – Patienten, um ihre Sache selbstbewusster vertreten zu können, und Behandlern, um Patienten darin zu unterstützen.

2 Geschichte der Borreliose

Zecken existieren nachweislich seit Tausenden von Jahren, und auch Borrelien konnten bereits in der Gletschermumie „Ötzi“ nachgewiesen werden. Umso erstaunlicher, dass die Borreliose als Erkrankung sehr spät entdeckt wurde. Möglicherweise wurde sie lange Zeit mit der Syphilis gleichgestellt oder verwechselt.

Dennoch ist es bemerkenswert, dass ein Bakterium, das mit an Sicherheit grenzender Wahrscheinlichkeit weit verbreitet ist und Krankheiten mit verheerenden Konsequenzen hervorruft, sich der Aufmerksamkeit und Forschung der Medizin jahrhundertelang entzog.

Erstmals wurde die Krankheit - noch nicht unter dem Namen Borreliose - im Jahre 1883 im Aufsatz des deutschen Arztes Alfred Buchwald als Entzündung der Haut beschrieben. Die gleichen Hautveränderungen wurden auch von dem Wiener Hautarzt Benjamin Lipschütz beschrieben, der sie mit Insektenstichen in Verbindung brachte. Die Erkrankung selbst wurde schließlich im Jahr 1975 zum ersten Mal festgestellt, und zwar in dem kleinen Ort Lyme im amerikanischen Connecticut. Hier trat eine Reihe von Fällen mit Arthritis bei Kindern auf, des Weiteren auch bei erwachsenen Patienten. Alle Betroffenen hatten nicht nur Gelenksveränderungen, sondern berichteten auch über vorangegangene Hautrötungen, Herzbeschwerden und andere Symptome.

Das Bakterium selbst wurde 1982 von Dr. Willy Burgdorfer das erste Mal beschrieben. Seine Publikation erregte international Aufsehen. Dr. Burgdorfer berichtete darin über die neu entdeckte Spezies der Gattung Borrelia aus der Hauptgruppe der Spirochäten, und er nannte diese Keime als mutmaßlichen Grund für die Erkrankung.

Verschwörungstheorien bringen den Ausbruch der Erkrankung 1975 in Lyme mit biologischen Versuchen auf Plum Island, ca. 15 Meilen von Lyme entfernt, in Verbindung. Sie entbehren jedoch der wissenschaftlichen Grundlage, wenn man bedenkt, dass Borrelien schon viel länger (zumindest seit Ötzis Lebzeiten) nachweisbar sind.

3 Häufigkeit und Übertragungswege

Um die Thematik in ein Verhältnis zu stellen, muss erwähnt werden, dass ca. 60–70 % der Zecken Borrelienkeime enthalten, jedoch nur 0,5 % der Zecken FSME-Viren. Entsprechend hoch sind die jährlichen Neuerkrankungen durch Borreliose-Infektionen.

Obwohl die Borreliose nicht überall meldepflichtig ist und man sich nur auf Erfahrungsberichte oder Schätzungen beziehen kann, scheinen die Neuinfektionen jedes Jahr immens hoch. Arbeiten der Deutschen Ärztekammer, aber auch Schätzungen der Selbsthilfegruppen zufolge belaufen sich die Neuerkrankungen auf 200.000–700.000 Fälle im Jahr. In Österreich sind 50.000–60.000 Neuinfektionen anzunehmen.

Der größte Teil der Infektionen entsteht durch die Übertragung von Zecken, insbesondere die kleinen Nymphen sind als gefährlich zu betrachten. Patienten berichten aber auch von anderen Insekten, die für die Infektion verantwortlich waren, darunter Pferdebremsen, Pferdefliegen, Mücken, Hirschlausfliegen und auch Moskitos. Dabei handelt es sich um Patienten, die exakt nach diesen Stichen Erstsymptome oder ein Erythema migrans bekamen, auch Wanderröte genannt.

Es wird darüber diskutiert, wie lange eine Zecke in der Haut sein muss, um eine Borreliose hervorzurufen. Häufig findet man die Aussage, dass ein Zeckenstich erst gefährlich ist, wenn die Tragezeit über 24 Stunden beträgt. Bei genauer Beobachtung und Berücksichtigung der Patientenberichte kommt es jedoch bei ganz kurzen Tragezeiten der Zecken ebenfalls schon zu Infektionen und insbesondere zu einem Erythem. Wenn außerdem Bremsen oder Mücken durch ihren Stich in kürzester Zeit Borrelien übertragen können, ist es naheliegend, dass auch Zecken keine so lange Tragezeit benötigen, um die

Infektion hervorzurufen. Vor allem wenn man bedenkt, dass im Darm und in der Speicheldrüse der Zecke massenhaft Borrelien vorhanden sind.

Ein weiterer Infektionsmodus ist die Übertragung in der Schwangerschaft von der Mutter auf das Kind. Bereits D. Hasler konnte beweisen, dass es durch eine Borrelieninfektion der Mutter über die Gebärmutter zu Totgeburten und Fehlbildungen kommen kann, da die Borrelien über die Plazenta übertragen werden können.

Ein weiteres diskutiertes Risiko ist die Übertragung durch Sexualverkehr. Laut einer Arbeit von M. Stricker und G. Bach kann es auch durch sexuellen Kontakt zur Übertragung der Borreliose kommen, da bei 100 % der Frauen, die Borrelien hatten, diese in der Vaginalflüssigkeit nachgewiesen werden konnten. Indessen kam es nur bei 50 % der borrelieninfizierten Männer zum Nachweis der Erreger in der Samenflüssigkeit. Studien zufolge kommt es häufiger zur Infektion von Mann zu Frau als umgekehrt. Sobald allerdings die Erreger vorhanden sind – sei es in der Vaginalflüssigkeit oder im Samen – ist eine Übertragung natürlich immer möglich.

Als weiterer Punkt muss noch die Bluttransfusion erwähnt werden, da bei der Abnahme der Blutkonserven zwar berücksichtigt wird, ob ein Patient innerhalb der letzten 6 Wochen ein Erythema migrans hatte, aber nicht, ob eine chronische Borrelieninfektion vorliegen könnte. Das heißt, es wird nie geprüft, ob ein Patient zumindest antikörperpositiv ist.

Als letzter Punkt, der jedoch kaum Beachtung findet, ist die Organtransplantation zu nennen. Hier kann es selbstverständlich auch durch die Transplantation von Organen zur Übertragung der Borreliose kommen, wenn der Spender eine chronische Borreliose hatte. Auch dies wird kaum geprüft, könnte jedoch als Ursache für unerklärliche Komplikationen und Abstoßungsreaktionen in Frage kommen.

Ob Borreliose auch über andere Körperflüssigkeiten übertragen werden kann, z. B. Sputum oder Urin, ist nicht mit Sicherheit belegt.

4 Symptome und Stadien der Erkrankung

Historisch gibt es zahlreiche Einteilungen der Borreliose. Hier soll jedoch eine praxisbezogene Einteilung getroffen werden, die auch für die Behandlung relevant ist.

Erstes Stadium: Primärinfektion – Lokalinfektion – Frühstadium

Als Frühstadium bezeichnet man eigentlich die Frühmanifestation direkt nach dem Stich. Die Inkubationszeit wird mit 5 bis 29 Tagen angegeben. Innerhalb dieser Frist kommt es, falls überhaupt, zur sogenannten Lokalinfektion, zu einem Erythema migrans. Dieses ist charakteristisch für die Borreliose, muss jedoch nicht auftreten. Nur höchstens 50 % aller Borrelien-Erkrankten können sich an eine Rötung nach dem Stich erinnern. Bei vielen bleibt die Rötung aus, dennoch kann die Borreliose in den Körper gelangt sein.

Wie bereits erwähnt, sind Zecken nicht die alleinigen Verursacher von Borreliose und Erythema migrans, auch die Kuhbremse und andere Insekten können Überträger sein. Einige Patienten schildern, dass bei ihnen trotz sofortiger Entfernung der Zecke eine Wanderröte aufgetreten ist. Die These, dass eine Infektion umso wahrscheinlicher ist, je länger eine Zecke im Körper bleibt, ist daher nicht haltbar.

Die Primärinfektion muss sich also nicht in einer Wanderröte manifestieren. Gerade bei Kindern kommt es oft zu sogenannten Lymphozytomen, das heißt zu Schwellungen im Bereich des Nackens oder im Bereich des Ohrläppchens. Dies ist ebenfalls ein Zeichen einer Frühinfektion nach einem Insektenstich.

Zusätzlich können primär, auch ohne Rötung, grippeähnliche Symptome auftreten, wie etwa Kopfschmerzen, allgemeines Krankheitsgefühl, Gliederschmerzen und Abgeschlagenheit. Diese Symptome werden dann vielfach als Sommergrippe abgetan, und an das Vorhandensein einer Borreliose wird gar nicht gedacht.

Die Wanderröte verschwindet auch ohne Therapie nach etwa 3 Wochen. Es kann einen Zeitraum ohne Beschwerden geben, ein symptomfreies Intervall. Viele Patienten und Ärzte nehmen dann an, dass die Sache erledigt wäre. Dem ist aber nicht so.

Das symptomfreie Intervall selbst ist kein Hinweis darauf, ob eine Infektion noch vorhanden ist, ob also Borrelien im Gewebe und im Serum nachweisbar sind. Im Gewebe deshalb, weil Borrelienkeime nicht nur durch das Blut weitergeleitet werden können, sondern auch durch schlängelnde Bewegungen im Gewebe vorwärtskommen. Es ist jedoch möglich, im symptomfreien Intervall einen Antikörpertest durchzuführen.

Im Frühstadium muss auf jeden Fall eine drei- bis vierwöchige Antibiotika-Therapie erfolgen. Auf die Therapie des Frühstadiums wird im Kapitel 7 „Therapie“ genauer eingegangen.

Zweites Stadium: Streuung der Keime, Organmanifestationen

Wenn die Frühphase vorbei ist bzw. wenn in der Frühphase keine Behandlung erfolgte, kommt es nach einiger Zeit zu Symptomen im ganzen Körper. Verschiedene Quellen sprechen von einem Zeitraum zwischen 20 und 59 Tagen, jedoch kann es auch viel später, eventuell sogar nach Monaten, zu diesen Symptomen kommen.

Das zweite Stadium kann ebenfalls mit grippeähnlichen Symptomen wie Fieber und Kopfschmerzen beginnen. Zusätzlich können Schweißausbrüche auftreten, vor allem in der Nacht. Es können Organe befallen sein oder einzelne Gelenke, Muskeln, sowie auch zentrale und periphere Nerven. Es kann auch zu Lähmungen des Gesichtsnervs kommen, der sogenannten Fazialisparese. In einigen Fällen sprechen Ärzte dann von einer idiopathischen Lähmung, das heißt ohne bekannte Ursache. Ein Großteil der Fälle wird jedoch durch Borrelieninfektionen hervorgerufen.

Auch die schmerzhafte Entzündung einzelner Nerven, das sogenannte Banwarth-Syndrom, kann auftreten. Leider wird es vielfach als Gürtelrose fehlinterpretiert.

Auch einzelne Gelenke können betroffen sein, mit rezidivierenden Ergüssen ohne erkenntliche oder diagnostizierbare andere Ursachen.

Im Blut sind zumeist kaum Veränderungen sichtbar; allenfalls eine Hyperplasie der lymphatischen Zellen. Fallweise kommt es auch zu Schwellungen im Bereich der Lymphknoten. Es kann zu Störungen des Tastsinns kommen, zu Sehstörungen, Herzproblemen wie Sinustachykardie und auch Blutdruckschwankungen sowie beschleunigtem Puls.

In diesem Stadium ist das Immunsystem oft nicht mehr in der Lage, die Infektion abzuwehren, und es kommt zur Generalisierung der Keime, das heißt, sie sind nicht nur im Blutkreislauf, sondern auch im Gewebe vorhanden.

Es kann auch schon im zweiten Stadium zur sogenannten Neuroborreliose (Infektionen des Zentralnervensystems und Gehirns) kommen. Es sind nicht sehr viele Fälle, die diese schwerwiegenden Symptome aufweisen, jedoch muss auf jeden Fall daran gedacht werden, dass eine Borreliose die Ursache sein könnte. Leider sind die Mittel der Labordiagnostik in diesem Stadium noch nicht immer zielführend und die Diagnose ist extrem schwierig, da noch nicht ausreichend Antikörper vorhanden sind.

Diese Schwierigkeit stellt sich auch bei der Lumbalpunktion. Zwar wird in neurologischen Abteilungen bei Neuroborreliose eine Lumbalpunktion durchgeführt, allerdings ist sie – internationalen Schriften zufolge – nur in 7 % der Fälle positiv. Dies deshalb, weil die relevanten, sogenannten intrathekalen Antikörper entweder nicht auffindbar sind oder noch gar nicht gebildet wurden, oder auch, weil sie eher im Halsbereich zu finden sind als im Bereich der Punktion.

Auch die Symptome des zweiten Stadiums können ohne Antibiotika-Therapie wieder verschwinden. Allerdings tritt dann nach mehreren Monaten das letzte, dritte Stadium ein.

Drittes Stadium: Spätmanifestationen oder chronisch persistierendes Borrelienstadium

Im dritten Stadium kommt es zusätzlich zu massiven neurologischen und psychiatrischen Problemen wie Aggressionen, Depressionen usw., und auch Alzheimer, Parkinson, ALS und andere neurologisch-psychiatrische Symptome werden in der Literatur immer wieder mit der Borreliose in Verbindung gebracht. Borreliose kann auch tatsächlich als erschwerender Faktor bei diesen Erkrankungen nachgewiesen werden.

Auch das sogenannte Burnout-Syndrom oder das Chronic-Fatigue-Syndrom wird vor allem in den USA mit der Borreliose in Zusammenhang gebracht, da viele der Betroffenen entweder Borreliose in ihrer Anamnese hatten oder zu dieser Zeit noch haben. Verbesserungen der Syndrome konnten durch antibiotische Therapien erzielt werden.

Dazu kommt es meist mehrere Monate nach der Erstinfektion und nach nicht ausreichend durchgeführter primärer Behandlung. Über Monate oder auch über Jahre entwickeln sich chronische Symptome, und manche Patienten brauchen mehrere Ärzte und mehrere Laboruntersuchungen oder Krankenhausaufenthalte, bis schließlich und endlich die richtige Diagnose gestellt wird.

Das Spätstadium kann auch nach jahrelanger Symptomfreiheit auftreten. So kommt es z. B. zur sogenannten Acrodermatitis chronica atrophicans (ACA), Veränderungen des Unterhautgewebes an Händen und Füßen, zum Vorspringen der Venen und glasiger Haut.

Die chronisch persistierende Borreliose zeigt sich in einer Vielzahl von Krankheitsbildern, und jeder Borreliose-Fall stellt sich anders dar: Es kommt zu zentralen Nervenstörungen, zu Entzündungen peripherer Nerven, wie Peroneusparesen und anderen schmerzhaften Paresen. Auch eine Borrelien-Meningitis kann auftreten, ebenso wie eine Enzephalomyelitis und auch Enzephalitis, die dann vielfach als Multiple Sklerose fehlinterpretiert wird.

Es können dann auch zahlreiche Gelenke befallen werden, sodass sich das Bild einer primär chronischen Polyarthritis ergibt, obwohl die Veränderungen von einer chronischen Borrelieninfektion her stammen.

Ebenso können Muskelgruppen am ganzen Körper betroffen sein, und die Entzündung wird in der Folge als rheumatische Erkrankung fehlinterpretiert.

Warum bei manchen Patienten eher die Gelenke betroffen sind und bei anderen mehr die Nerven, bei wieder anderen beides, bei manchen Patienten Muskeln und bei anderen parenchymatöse Organe wie Schilddrüse, Herz oder Leber, kann nicht erklärt werden. Möglicherweise hängt dies von den Co-Infektionen ab, die jeweils hinzukommen.

Überhaupt spielen die Co-Infektionen bei der Borreliose eine große Rolle und wirken sich auch auf die Entwicklung der Symptome aus.

Es können auch viele Symptome kombiniert auftreten. Das erschwert die Diagnose umso mehr, da die Patienten durch die Vielzahl der Symptome auch eine Vielzahl von fachspezifischen Ärzten aufsuchen, wo in der Folge Einzeldiagnosen gestellt werden – die jedoch nicht in einen Zusammenhang gebracht werden.

In diesen Phasen sind meist die Laboruntersuchungen (aber nicht der Liquor) positiv.

Dennoch wird dann behauptet, dass es keine chronische Borreliose gibt und die Symptome werden auf ein sogenanntes Post-Lyme-Syndrom geschoben, obwohl die Patienten niemals gezielt antibiotisch behandelt wurden.

Insgesamt haben Patienten noch immer große Schwierigkeiten, mit der chronisch persistierenden Borreliose anerkannt zu werden, obwohl sie unter dieser Erkrankung massiv leiden und in unbehandelten Fällen entsprechende Einschränkungen und auch Dauerschäden haben.

An späterer Stelle im Buch (siehe Kapitel 7 „Therapie“) wird auch auf die Therapie dieser chronischen Fälle eingegangen.

Schon jetzt sei aber gesagt: Je später eine Therapie bei der Borreliose einsetzt, desto schwieriger wird die Behandlung und desto schlechter sind die Heilungsaussichten.

5 Diagnostik der Erkrankung

Die Diagnose der Borreliose ist ausgesprochen schwierig. Wie zu sehen sein wird, werden viele Laboruntersuchungen erst später positiv oder gar nicht, sodass man auf diverse Hilfsuntersuchungen angewiesen ist.

Die Labordiagnostik ist meist ein indirekter Nachweis der Borreliose. Die Keime selbst können zumeist nicht nachgewiesen werden, sondern nur die Antikörper, die der menschliche Organismus dagegen bildet.

Borrelien können jedoch auch in die menschliche Immunabwehr eingreifen. Wenn ein Patient eine sehr schlechte Abwehr hat, kommt es gar nicht erst zur Ausbildung von Antikörpern. Das führt dazu, dass viele Mediziner – und oft auch die Patienten selbst – durch fehlenden Nachweis der Antikörper eine Borreliose ausschließen. Ein Fehlschluss.

Erschwerend auf die Diagnose der Borreliose wirkt es auch, wenn Patienten vorher immunsuppressive Therapien wie Kortison oder Antirheumamittel wie Humira oder Methothrexat bekommen haben. Auch dann sind teilweise die Antikörpernachweise nicht positiv.

Daher gilt es bei der Diagnostik der Borreliose nach gewissen Kriterien vorzugehen. Es ist sehr wichtig, dass man bei schwierigen Fällen, bei denen eine Vielzahl an Symptomen vorliegt, den Patienten zuerst fragt, wann die Erkrankung begonnen hat und ob Insektenstiche in der Krankengeschichte vorkommen. Insbesondere wenn Monate vorher ein Erythema migrans oder eine Fazialisparese aufgetreten ist und die Serologie negativ ist, jedoch andere Ursachen ausgeschlossen sind, sollte man an die Borreliose denken und auch dementsprechend weitere Schritte ergreifen.

Wie erwähnt kann die Borrelien-Serologie bei einem akuten Stich und beim akuten Erythema migrans nie positiv sein (außer der Patient hatte schon eine vorherige Erkrankung). Frühestens 6–8 Wochen nach dem Stich ist mit einer positiven Labordiagnostik zu rechnen.

Bei einem Erythema migrans sollte sehr wohl primär eine Labordiagnostik durchgeführt werden. Wenn der Patient davor aber noch nie Kontakt mit Borreliose hatte, ist es unwahrscheinlich, dass sie positiv ausfällt. Sie ist vielmehr ein Ausgangswert, sodass nach erfolgter Behandlung und einem Zeitraum von 6–8 Wochen nach Abschluss der Therapie eine Verlaufskontrolle der Antikörper durchgeführt werden kann. Dann sieht man, ob die Werte zum Vergleichsbefund unmittelbar nach dem Insektenstich gleichgeblieben sind oder sich verschlechtert haben.

Welche Laborbefunde gibt es?

Zunächst ist der Elisa-Test (IgG+IgM) zu nennen, ein Suchtest, der nicht sehr hohe Sesitivität aufweist, der fallweise positiv und fallweise negativ ausfiel und eigentlich sehr unspezifisch ist. Der zweite Test ist der Immunoblot, der sogenannte Western Blot (IgG+IgM), der spezifischer ist.

An dritter Stelle kommt der CD57-Test, ein Test zur Bestimmung der natürlichen Killerzellen (NK), in weiterer Folge ELISpot (LTT-Test), SeraSpot und zuletzt der Tickplex-Basic-Test zur Bestimmung der Zystenzellen der Borreliose (round bodies).

Angeführt werden muss auch die Polymerase-Kettenreaktion (PCR), die jedoch nur in den seltensten Fällen positiv ist.

Besonders wichtig ist dann der Direktnachweis: Dafür kommt das Anlegen von Kulturen in Betracht. Doch während die Abnahme einer Kultur einfach ist, gestaltet sich das Positivwerden der Kultur ausgesprochen schwierig, da eine geringe Erregerdichte im Gewebe besteht und auch die Generationszeit der Borrelienkeime sehr lang ist.

Gelingt der Direktnachweis jedoch und werden Keime im Gewebe nachgewiesen, ist dies der sicherste Beweis.

Daher ist der Direktnachweis die Zukunft. Prof. Bernhard Zelger vom Dermatologischen Institut der Medizinischen Universität Innsbruck konnte dieses Verfahren durch eine spezielle Färbung und Focus-Floating-Mikroskopie (FFM) optimieren, sodass nun viele Krankheitsbilder, die als idiopathisch oder als rheumatisch galten, der Borreliose zugeordnet werden können. Auf diesen Direktnachweis wird weiter unten genauer eingegangen.

Des Weiteren müssen andere Krankheitsbilder, wie Karzinome, Lymphome, AIDS und andere Infektionen ausgeschlossen werden.

Historisch haben die Pflichtversicherungen zunächst nur den Elisa-Test übernommen und wenn dieser positiv war, wurde auch der teurere Immunoblot-Test bewilligt. Es zeigte sich jedoch, dass es viele Fälle gibt, die im Elisa-Test negativ waren und im Immunoblot positiv. Beide Tests werden nun von der Versicherung gezahlt.

Zur Treffsicherheit der Tests sei Folgendes gesagt:

Bei einem HIV-Test, der natürlich extrem genau sein muss, beträgt die Sensitivität (also die Entdeckungszuverlässigkeit des Tests) 100 % und die Sensibilität (der Anteil der korrekt identifizierten positiven Fälle) ebenso 100 %. Beim Borreliose-Elisa-Test ist die Sensitivität 30 % und die Sensibilität 100 %. Bei Borreliose-Immunoblot-Test liegt die Sensitivität bei ca. 50 % und die Sensibilität bei 100 %. Durch den CD57-Test kann die Sensitivität dann auf 60 % erhöht werden, die Sensibilität ist ca. 90 %. ELISpot und LTT-Test haben eine Sensitivität von 70 % und eine Sensibilität von 100 %.

Es zeigt sich: Durch alle Tests zusammen kann eine Treffsicherheit von ca. 70–80 % Sensitivität erreicht werden. Es besteht also selbst dann eine Lücke von 20–30 %. Das heißt, 20–30 % der Patienten sind, obwohl sie Borreliose haben, in der herkömmlichen Nachweismethode nicht verifizierbar. Noch schwieriger wird es, wenn die Patienten Cortison und andere immunsupprimierende Therapien erhalten haben. Aus diesem Grund wird eben der Direktnachweis immer wichtiger.

Direktnachweis

Im Direktnachweis lassen sich die Keime direkt in Gewebe oder Körperflüssigkeiten nachweisen.

Primär kommt hier die Kultur in Frage. Dabei wird versucht, aus Gewebe, Sehnen oder aus Gewebsflüssigkeiten die Keime anzuzüchten. Wie erwähnt ist dies ausgesprochen schwierig, weil die Erregerdichte gering ist und die Keime eine lange Generationszeit haben.

Mir selbst gelang es nur einmal im Jahr 1994 bei einer Patientin, die sehr jung war und die als seronegative Rheuma-Patientin galt, aus den Knie- und aus dem Handgelenken Gewebe zu gewinnen. Prof. Vera Preac-Mursic vom

Pettenkofer-Institut in München konnte dann in der Kultur Borrelienkeime nachweisen. Dies war einer der ersten Nachweise in Gelenksgewebe in Europa.

Obwohl bei ihr ein Direktnachweis der Borreliose gelang und eine chronisch persistierende Borreliose vorlag, wurde die Patientin damals nur drei Wochen mit Antibiotika behandelt. Anschließend hat sie wieder Gelenksprobleme bekommen und wurde dann 24 Jahre als Rheuma-Patientin behandelt.

2011 sah ich die Patientin wieder. Sämtliche Gelenke waren deformiert, sie war an verschiedenen Lokalisationen teilweise operiert und arthrodesiert (die Gelenke waren operativ versteift worden). Sie war nur mehr mit dem Rollstuhl mobil und konnte nicht mehr gehen.

Sämtliche Laborkontrollen auf Borreliose (Elisa, Immunoblot, CD57-Test) waren bei ihr hoch positiv. Obwohl die Borreliose primär 1994 nachgewiesen wurde, wurde die Patientin also 24 Jahre lang fälschlicherweise gegen Rheuma behandelt, natürlich ohne Erfolg. Das Fortschreiten der Erkrankung konnte durch die Immunsuppression nicht verhindert werden, sondern hat sich eher verstärkt.

Eine weitere Möglichkeit des Direktnachweises ist die histologische Untersuchung mit Gramfärbung oder Silberfärbung. Bei diesen Untersuchungen waren die Trefferquoten jedoch sehr niedrig, da die Keime nicht genügend angefärbt werden konnten.

Weil der Nachweis der Keime bei der Borreliose so schwierig ist, werden meist indirekte Nachweise durch Darstellung der Antikörper erbracht. Dadurch bleibt immer Raum für Interpretationen, ob die Borreliose noch aktiv ist oder ob es sich nur um einen Resttiter der Erkrankung, um eine sogenannte Serumnarbe, handelt. Der CD57-Test und der LTT-Test unterstützen auf jeden Fall den Nachweis, dass die Infektion noch aktiv ist. Darum spielt auch die Reihenfolge der indirekten Untersuchungen eine Rolle.

Trotzdem gibt es wahrscheinlich falsch positive und noch mehr falsch negative Ergebnisse, das heißt, dass Patienten keine Antikörper ausbilden, also kein Nachweis möglich ist und sie trotzdem Borreliosekeime in sich tragen. Das führt dazu, dass die Krankheit noch schlimmer zum Tragen kommt, als wenn Antikörper, also eine körpereigene Abwehr vorhanden ist.

Der indirekte Test ist also immens unsicher. Umso wichtiger ist daher ein Direkttest, um die Borrelienkeime selbst im Gewebe nachzuweisen.

Natürlich gibt es auch Skeptiker, die auch den direkten Borreliose-Nachweis im Gewebe in Frage stellen mit dem Argument, dass eine solche Besiedlung im Gewebe bei jedem vorkommen könne, der irgendwann Kontakt mit Borreliosekeimen hatte.

Wie weiter unten noch erklärt wird, lässt sich mit dem FFM-Test aber sehr wohl unterscheiden zwischen aktiven Keimen, degenerierten Keimen und Keimen, die Biofilm produzieren, das heißt es kann sehr wohl differenziert werden zwischen einer aktiven Erkrankung und einem inaktiven Rest.

Auf jeden Fall wurden zusammen mit den Operationspräparaten auch Kontrollgruppen gesunder Personen untersucht. Wie zu erwarten, waren bei den gesunden Kontrollgruppen keine Borrelienkeime nachweisbar.

Interessant ist auch, dass Patienten untersucht wurden, die an Erkrankungen des Gewebes, der Gelenke oder der Muskeln litten, um nachzuweisen, ob bei ihnen Borreliose die Ursache ist. Es handelt sich, wie zu sehen sein wird, um Krankheiten, die jahrelang als idiopathisch galten – ein Begriff für Erkrankungen unbekannter Ursache, der bedeutet, dass die Erkrankung sozusagen „von selbst" entsteht. Auch diese Erkrankungen verlaufen in Schüben, das heißt es kommt zu Ruhephasen und dann wieder zu Aktivität.

Die Technik für diese Untersuchungen, die sogenannte Focus-Floating-Methode, stammt von Bernhard Zelger (Dermatologie Innsbruck). Dabei werden die Borrelien mit einem polyklonalen Antikörper angefärbt und der Objektträger wird bei der Untersuchung geschwenkt, wodurch man eine Verbesserung der Sensibilität erreicht.

Prof. Elisabeth Aberer konnte bei immunhistochemischen Untersuchungen der ACA und des Erythema migrans mit monoklonalen Flagellin-Antikörpern eine Sensibilität von ca. 25 % erreichen. Prof. Zelger konnte durch die Anfärbung mit dem polyklonalen Antikörper und vor allem durch die Focus-Floating-Mikroskopie eine Sensibilität von 96 % erreichen.

Die Borrelien können außerdem im Darm der Zecke nachgewiesen werden, auch natürlich in der Hautveränderung des Erythema migrans und in der Acrodermatitis chronica atrophicans, jedoch auch im Gewebe der Sarkoidose.

Ich selbst habe die Methode 2012 bei einem Vortrag von Prof. Zelger kennengelernt, mit ihm Kontakt aufgenommen und seit 2013 schicke ich diverse Operationspräparate nach Innsbruck zur Untersuchung. Wichtig ist, dass als Transportmedium gepuffertes Formalin verwendet wird.

Seit 2013 wurden insgesamt 59 positive Fälle von Borrelienkeimen in Operationspräparaten per Direktnachweis festgestellt – bei unterschiedlichen Lokalisationen und Erkrankungen:

Von 59 Fällen waren betroffen:

- 2 × sogenannte Rheumaknoten, die zum rheumatischen Formenkreis gezählt werden;
- 1 × in einem Riesenzelltumor;
- 10 × bei Arthritiden der Hand- und Fußgelenke;
- 15 × bei Dupuytren'scher Kontraktur im Bereich der Hand und am Fuß;
- 6 × bei Tendovaginitiden;
- 6 × bei Karpaltunnelsyndrom mit begleitender Tendovaginitis;
- 5 × in PIP-Gelenken der Finger;
- 2 × bei zwei zeitlich hintereinander durchgeführten Operationen derselben Patientin bei einem Rezidiv der Tendovaginitis der Beugesehne;
- 1 × im Kniegelenk bei der Implantation einer Totalendoprothese (Nachweis aus dem gewonnenen Synoviagewebe war positiv);
- 1 × bei einer Synovitis des Kniegelenks, das Gewebe wurde durch eine KAS entfernt;
- 1 × bei einem Lichen sclerosus der Vulva;
- 1 × bei Myositis; dieser Patient wurde jahrelang als Fibromyalgie behandelt;
- 2 × konnten im Dezember 2017 in Nerven der Finger (bei zu entfernenden Neuromen) Borrelien mit Biofilm bewiesen werden;
- 2 × in Gefäßen: 1 × in der Arteria mediana, die entfernt werden musste, 1 × in einer Vene am Handgelenk;
- 1 × unter einem „Pilznagel" der Großzehe;
- 1 × im Keloid einer Narbe bei einer Patientin, die mehrere Nervenkompressionen gehabt hatte und bei der eine chronische Borreliose bekannt war;
- 1 × in einem Hauttumor.

Bei 3 Patienten konnten bei zeitlich hintereinander durchgeführten Operationen mehrfach Borrelien nachgewiesen werden, obwohl eine scheinbar ausreichende Antibiotika-Therapie stattgefunden hatte, jedoch kam es immer wieder zu Rezidiven.

Wenn Borreliose direkt im Gewebe nachgewiesen wurde, kam es bei an sich primär unauffälligem postoperativem Verlauf und auch bei sonst eher komplikationsarmen Operationen sehr rasch zu Komplikationen mit Serombildungen, z. B. bei totaler Fasziektomie im Bereich der Hohlhand.

Bei einigen dieser nachgewiesenen Keime konnte auch um die Erreger ein Biofilm nachgewiesen werden.

Interessant ist vor allem der Nachweis der Borreliose bei der Dupuytren'schen Kontraktur. So konnte auch bei einem Rezidiv einer Dupuytren'schen Kontraktur am Fuß (Morbus Ledderhose) an der Großzehe Borreliose nachgewiesen werden.

Auch im Daumensattelgelenk bei Rhizarthrose wurden Borrelien nachgewiesen.

Es sei nochmals erwähnt: Bei jenen Patienten, bei denen Borrelien direkt nachgewiesen wurden, kam es ständig zu Rezidiven und auch zu anderen Symptomen wie Nervenkompressionen, immer wiederkehrenden Keloidbildungen oder wiederholten Dupuytren-Bildungen. Hier muss die Borreliose als Teilursache angenommen werden.

Ein gutes Ergebnis postoperativ oder schon durch die Erstoperation konnte hingegen nur erzielt werden, wenn bereits sehr knapp nach der Operation oder bei Bekanntwerden des histologischen Ergebnisses mit einer antibiotischen Therapie begonnen wurde. Diese antibiotische Therapie verhinderte Komplikationen postoperativ und auch das baldige Auftreten von Rezidiven. Hier soll speziell auf die Problematik bei der Dupuytren'schen Kontraktur eingegangen werden (siehe folgender Abschnitt).

Betrachtet man diese Operationspräparate (Beispiele dazu im Anhang), so wird schnell deutlich, dass ein Antibiotikum in dieses teils nekrotische Gewebe, das noch dazu Keime enthält, die von Biofilm umgeben sind, niemals vordringt oder die Keime niemals erreicht werden können und dass, auch wenn man über lange Zeit Antibiotika gibt, hier trotzdem ein endogenes Keim-Depot besteht, das neuerliche Rezidive speist und nie allein durch Antibiotikagabe saniert werden kann.

Kommt es also zu großen Entzündungsbereichen in großen Gelenken mit verdickter Synovia oder verdickten Sehnenanteilen beim Dupuytren oder bei Tendovaginitiden, müssen vorrangig diese dicken Beläge, also das nekrotische Material ausgeräumt werden, da sie sonst weiterhin einen Fokus für Neuinfektionen oder die Grundlage für eine Therapieresistenz bilden (Beispiele im Anhang).

Die Dupuytren-Kontraktur im Detail

Einführung

Die Dupuytren'sche Kontraktur ist eine Erkrankung der straffen Bindegewebsfasern der Palmaraponeurose. Sie führt zu immer stärker werdenden Bindegewebssträngen, dadurch auch zur Kontraktur der Finger und zur Knotenbildung in der Hohlhand.

Die Dupuytren'sche Kontraktur wurde erstmals 1614 (durch Felix Platter) schriftlich erwähnt. Man hielt damals die Kontraktur für eine Folge der Schrumpfung der Beugesehnen. Erst Astley Cooper (1822) und später Guillaume Dupuytren (1832) erkannten unabhängig voneinander, dass die Kontraktur nicht die Beugesehnen, sondern nur die Palmaraponeurose betrifft. Damit war die Möglichkeit einer chirurgischen Therapie gegeben.

Als Ursache nahm Dupuytren zunächst eine chronische Traumatisierung der Hohlhand an. Später findet man bei Gaspard Goyrand (1834), dass die Erkrankung von der Haut ausgehe. Die Diskussion über mögliche Ursachen dauert bis heute an.

Ätiologie

Verschafft man sich einen Überblick über die Literatur zur Dupuytren'schen Kontraktur, finden sich praktisch alle denkbaren Erklärungsversuche.

So beschrieb Anderson 1887 einen speziellen Erreger. Später, im Jahr 1957, nahm Abraham eine Virusinfektion als Ursache für die Erkrankung an, und sogar ein spezielles Virus konnte nachgewiesen werden. Eine absolute Klärung ist jedoch bis dato nicht gelungen.

Bezüglich der Entstehung sind noch folgende Fragen offen:

- Wodurch werden die Faserveränderungen ab Beginn der Erkrankung verursacht?
- Wodurch wird die Zellproliferation hervorgerufen?
- Warum kommt es zur Beugekontraktur an sich?
- Wodurch kommt der schubhafte Verlauf zustande?

Dr. Hanno Millesi schreibt im Kapitel „Dupuytren-Kontraktur“ im Band I zur Handchirurgie Folgendes (vgl. Nigst/Buck-Gramcko/Millesi 1981, 15.17):

„Wodurch werden die Faserveränderungen am Beginn der Erkrankung verursacht?

Der Verlust der Wellung der kollagenen Fasern und die zahlenmäßige Abnahme, bzw. das Verschwinden der elastischen Fasern innerhalb der Faserbündel legen es nahe, einen Elastizitätsverlust der kollagenen Fasern als Ausgangspunkt der pathologisch-anatomischen Veränderungen anzunehmen.

Eine Erklärung, warum es zu diesem Elastizitätsverlust kommt, wird erst möglich sein, wenn wir mehr über die kollagenen Fasern bzw. Fibrille wissen werden.

(...) für einen Direktzusammenhang der beschriebenen Faserveränderungen mit der Dupuytren-Kontraktur sprechen die gleiche Fingerverteilung, der fugenlose Übergang der Befunde von den frühen Faserveränderungen bis zum Vollbild der Dupuytren-Kontraktur und die Tatsache, dass die Zellproliferation immer innerhalb derartig veränderter Faserbündel auftritt.“

Weiter unten heißt es zu möglichen Ursachen der Zellproliferation:

„Während des Stadiums der Faserveränderungen erliegen kollagene Fasern einer beträchtlichen Verdickung. Die Fasern verschmelzen miteinander. Es entwickelt sich eine Homogenisierung, so dass Areale manchmal wie Nekrosen aussehen können und auch von Binecker (1952) für solche gehalten werden.

Es würden sich also Veränderungen im kollagenen Gewebe abspielen. Durch diese Veränderungen des kollagenen Gewebes innerhalb der Faser könnte die Zellproliferation ausgelöst werden mit dem Ziel, veränderte Fasergewebe zu beseitigen.“ (Ebd.)

Warum kommt es zur Beugekontraktur?

„Da eine Regeneration des Fasergewebes nicht gelingt, sondern nur eine Art Narbengewebe gebildet werden kann, kommt es zu einer Schrumpfung, die der Narbenschrumpfung zugbeanspruchter Narben entspricht.

Einen Einblick in den Mechanismus der Narbenschrumpfung wird erst ein vermehrtes Wissen über die Strukturprobleme der kollagenen Fasern erlauben.“ (Nigst et al., 15.19)

Zum schubweisen Verlauf heißt es:

„Da die veränderten Fasern nicht durch entsprechendes Gewebe, sondern nur durch narbenartiges Gewebe ersetzt werden können, bleibt das funktionelle Problem bestehen und es entwickelt sich ein Circulus vitiosus.“ (Ebd.)

Es gibt nun verschiedene Hypothesen, was für die Ursache oder den Beginn der Erkrankung verantwortlich gemacht werden kann: namentlich die Fehlbildung, eine gutartige Geschwulst, die chronische Entzündung, Autoimmunerkrankungen, oder aber ein Trauma als Ursache.

Für die Borreliose spielt die Hypothese bezüglich einer chronischen Entzündung die wichtigste Rolle. Dazu schreibt Millesi:

„Chronische Entzündung

Das Vorkommen von Rundzelleninfiltraten wurde als Hinweis dafür angesehen, dass es sich bei der Dupuytren-Kontraktur um eine chronische Entzündung handle.

Byford (1921) sah in der Dupuytren-Kontraktur die Folge eines Fokalinfektes, auch Tubby (1923) und Meyerding (1936) schlossen sich dieser Meinung an." (Ebd., 15.23)

Zusammenfassend kann gesagt werden: Die Dupuytren-Kontraktur zeichnet sich dadurch aus, dass es zu einer Verschiebung des Verhältnisses zwischen elastischen und kollagenen Fasern kommt. Weiters zu Nekrosen, Proliferation von kollagenem Gewebe und entzündlichen Rundzelleninfiltraten.

Der Verlauf ist jedenfalls schubhaft und es zeigt sich schließlich und endlich eine Kontraktur der Palmaraponeurose mit Streckdefiziten der Finger. Es kommt zu massiv poliferierenden Stadien und auch immer wieder zu Nekrosenbildungen im Gewebe.

2012 stellte Prof. Zelger auf einem Kongress zum Thema Borrelien in Schweinfurt die sogenannte FFM (Focus Floating Microscopy) vor und zeigte, dass eben durch spezielle Methoden Borrelienkeime direkt angefärbt werden und dann durch Schwenken des Objektträgers im Gewebe sichtbar gemacht werden konnten.

Der Keim Borrelia burgdorferi ist normalerweise ein peitschenartig längliches, geschlängeltes Bakterium. Im Präparat ist es natürlich schwierig, ihn im Längsschnitt zu treffen, teilweise wird er nur quer und hier nur punktförmig sichtbar. Das Schwenken des Objektträgers ermöglicht es jedoch, aus einem Punkt eine längliche Keimsituation zu erkennen. Laut Prof. Zelger ist dadurch die Trefferquote signifikant höher. Es besteht eine Spezifität von nahezu 95 %.

Ich schickte also mehrere Proben des Narbengewebes vor allem von massiv schnell wachsenden Dupuytren'schen Kontrakturen an Prof. Zelger. Dabei konnten im Direktnachweis Borrelia-burgdorferi-Keime, teilweise aktiv, teilweise degeneriert, begleitet von B-Zellen dargestellt werden.

Später konnte auch noch ein Biofilm um die Erreger nachgewiesen werden. Zwischen Mai 2013 und Dezember 2024 wurden in Operationspräparaten der Dupuytren'schen Kontraktur bei 18 Fällen Borrelia-burgdorferi-Keime im Gewebe festgestellt. Dabei wurden entweder schon vorher oder nachdem die Keime erkannt worden waren, auch sämtliche Laborwerte bezüglich Borreliose (Elisa-Test, Immunoblot IgG und IgM) im Wiener Hygieneinstitut bestimmt. Weiters wurden in Augsburg der CD57-Test sowie eventuell noch LTT-Tests durchgeführt.

Die nachfolgende Statistik listet die betreffenden Fälle auf. Sie zeigt, wie viele der direkt nachgewiesenen Fälle auch laborchemisch positiv waren und auch behandelt wurden.

Fallzahlen

Zwischen Mai 2013 und Dezember 2024 wurden bei 28 Patienten mit Dupuytren-Kontraktur Proben zum Direktnachweis abgenommen. Von den 28 Patienten waren bei 10 Patienten Borrelien nicht, bei 18 Patienten war die Borreliose nachweisbar.

Bei diesen 18 Patienten mit Dupuytren-Kontraktur am Finger, an den Händen und bei einem Patienten auch zusätzlich am Fuß wurden Proben entnommen. In 15 Fällen handelt es sich um eine Dupuytren-Kontraktur, bei denen ein Rezidiv aufgetreten war, und bei 3 Patienten um eine schnell auftretende Dupuytren-Kontraktur nach einem Trauma. Dabei wurden insgesamt 20 Proben an verschiedenen Lokalisationen abgenommen. Bei einem Patienten erfolgte die Probeentnahme an der Hand und am Fuß.

Bei all diesen Patienten konnten Borrelienkeime in Dupuytren'schem Kontrakturgewebe nachgewiesen werden. Bei allen bis auf einen waren außerdem B-Zellen nachweisbar. In einem Fall konnte auch ein Biofilm um die Keime nachgewiesen werden.

Laborchemie

Bei 14 Patienten war die Borrelioseerkrankung vor Abnahme der histologischen Untersuchung nicht bekannt. 4 Patienten hatten bereits vor Abnahme des Präparates an einer Borreliose gelitten, die auch zuvor schon behandelt worden war. Bei den 14 anderen Patienten wurde nach Erhalt des positiven Borrelienbefundes auch die Laboruntersuchung durchgeführt (Abnahme des

Blutes und Untersuchung des Serums auf Borreliose, Elisa, Immunoblot auf IgG und IgM sowie CD57-Test).

Von den 18 Fällen waren zwei Drittel männlich und ein Drittel weiblich. Das Durchschnittsalter lag bei 57,3 Jahren.

Das Labor der Borreliose auf Elisa und Immunoblot war bei 17 von 18 positiven Direktnachweisen positiv, bei einem Patienten war der Immunoblot grenzwertig. Der CD57-Test war in 16 Fällen positiv, 1 × wurde er nicht durchgeführt und 1 × war er negativ.

Eine antibiotische Behandlung gegen Borreliose wurde bei einem Patienten bereits vor der OP der Dupuytren'schen Kontraktur durchgeführt. Bei allen anderen 17 Patienten erfolgte nach Bekanntwerden der direkten Erreger im Gewebe eine antibiotische Therapie zur Sicherheit. Von den 18 Patienten hatten 15 auch andere Symptome der Borreliose, wie Müdigkeit, Gelenksbeschwerden und Augenbeschwerden.

Ergebnis

Hervorzuheben ist, dass bei den untersuchten Patienten mit sehr schwerer Dupuytren'scher Kontraktur, insbesondere mit rasch wachsender Dupuytren'scher Kontraktur, die eventuell auch nach Operationen sehr schnell Rezidive gebildet hätten, immer Borreliosekeime direkt nachgewiesen werden konnten.

Es ist also anzunehmen, dass die Borreliose oder das Bakterium mit Bildung des Biofilms ein Zellwachstum an der Palmaraponeurose induziert. Außerdem, dass es, falls die Keime bestehen bleiben, durch Bildung von Rundzellen und Nekrosen zu raschem Auftreten von Rezidiven kommt. Bei vielen dieser Fälle waren auch MCP- und PIP-Gelenke betroffen. Vor allem das PIP-Gelenk scheint sehr oft entzündlich verändert zu sein, und auch hier dürften die Borrelien bei der Entstehung der Gelenksentzündung eine Rolle spielen. Bei sämtlichen Fällen der im Direktnachweis borrelienpositiven Dupuytren'schen Erkrankungen war außerdem eine massive Beugekontraktur des PIP-Gelenks vorhanden.

Bei nachgewiesenem Keimbefall und positiver Laborchemie wurden die Patienten antibiotisch behandelt, um keine postoperativen Infektionen zu provozieren und um Rezidive zu vermeiden.

Bis zum heutigen Zeitpunkt konnte bei allen Fällen, auch jenen, die im Jahre 2013 operiert wurden, kein Rezidiv an der betroffenen operierten Lokalisation nachgewiesen werden. Allerdings sind noch weitere Dupuytren-Kontrakturen an anderen Fingern der anderen Hand aufgetreten, die jedoch schon vor der besprochenen Operation mit anschließender antibiotischer Therapie ansatzweise vorhanden waren. Hier sind die Operationen noch ausständig und hier werden weitere Kontrolluntersuchungen der Gewebe auch nach antibiotischer Therapie durchgeführt. Die Antibiotika-Therapie erfolgte in allen Fällen zumindest über 6 Wochen mit anschließender nochmaliger Laborkontrolle, inklusive CD57-Test mindestens 6 Wochen nach Beendigung der Therapie.

(Zu Fallbeispielen inkl. OP-Aufnahmen und weiterem Verlauf siehe Anhang.)

Komplikationen

Bei einem Patienten trat anschließend an die Operation, vor Bekanntwerden des positiven Tests, ein postoperatives Hämatom nach totaler Fasziektomie in der Hohlhand auf. Eine Hämatomentleerung war notwendig, und gleichzeitig erfolgte, da der Direktnachweis inzwischen vorlag, eine ausgiebige antibiotische Behandlung über 6 Wochen. (vgl. Abbildung S. 102)

Diskussion

Die Ergebnisse des Direktnachweises von Borrelienkeimen mit der Focus-Floating-Methode deuten darauf hin, dass Borrelia-burgdorferi-Keime für den Beginn, vor allem aber für das Fortschreiten und den schubhaften Verlauf der Dupuytren'schen Erkrankung verantwortlich sind und dass bei schwierigen Fällen immer an die Möglichkeit des Vorhandenseins von Borrelienkeimen gedacht werden muss. Daher sollte eine Abklärung mit Direktnachweis der Borrelien und auch eine laborchemische Kontrolle angestrebt werden.

Bei positivem Befall sollte unbedingt eine gezielte adäquate Borrelientherapie nach dem Schema der ILADS durchgeführt werden, um Rezidive zu verhindern und ein besseres Ergebnis zu erreichen und zu erhalten.

6 Co-Infektionen

Bei der Borreliose kommt es im Fall chronischer Infektionen auch zu Immunsuppression, zur Änderung der Abwehrlage und in der Folge zur Entwicklung von Co-Infektionen, die natürlich das klinische Bild verzerren und auch die Behandlungsmöglichkeiten einschränken.

Diese Co-Infektionen können auch schon direkt bei der Erstinfektion übertragen werden. Hier spielen vor allem Bartonellen, Ehrlichien, Rickettsien und Babesien eine große Rolle.

Andere Co-Infektionen, wie Chlamydia trachomatis, Chlamydia pneumoniae, Mykoplasmen, Yersinien, Brucellen und Salmonellen können dann als Sekundärinfektionen hinzukommen.

Die Möglichkeit all dieser Co-Infektionen ist bei einer Borreliose immer zu beachten.

Bartonellose

Der Bartonellose wird als Co-Infektion der Borreliose eine große Bedeutung beigemessen.

Bartonellen sind wissenschaftlich nicht so genau untersucht wie die Borreliose, bei positiver Borreliose ist aber sehr oft die Bartonellenserologie ebenfalls positiv. Der Literatur zufolge zeigt sich bei Patienten mit chronischer Borreliose in ca. 80 % der Fälle auch eine positive Serologie auf Bartonellen. Teilweise wird auch der Bartonellose die Schuld für eine Fazialisparese oder für eine Glomerulonephritis gegeben.

Es gibt eine Vielzahl von Symptomen: Lymphknotenschwellung, anhaltendes Fieber, Bauchschmerzen, Gewichtsverlust, verschiedene Augenerkrankungen, neurologische Symptome, aber auch Enzephalopathie, Glomerulonephritis, Arthralgien. Wenn man die Symptome betrachtet, ergeben sich erhebliche Überschneidungen mit der Borreliose.

Die Labordiagnostik ist schwierig. Bei den Antikörpern lassen sich ein IgG- und ein IgM-Wert ermitteln. Der Blutausstrich oder der Direktnachweis (Erregernachweis mittels PCR) hat keine hohe Trefferquote. Seit kurzem gibt es aber einen ELISpot-Test auf Bartonellen, der zumindest eine höhere Trefferquote als der PCR-Test oder eine Kultur aufweist.

Bei der Infektion mit Bartonellen spielt die Wirkung auf die endothelialen Zellen der Gefäße eine wesentliche Rolle, es kommt also zu einer Vermehrung der Endothelzellen. Durch die Bartonellen wird, ähnlich wie bei der Borreliose, der Endothelial Growth Factor vermehrt, dadurch kommt es zur Endothelproliferation in den Gefäßen. Zusätzlich wird durch die bakterielle Infektion das Immunsystem des Patienten erheblich geschädigt.

Aufgrund dieser Eigenschaft der Bakterien kommt es durch Induktion zum Wachstum von gefäßreichen Tumoren oder Granulomen im Bereich der Haut (bazilläre Angiomatose). Diese Granulome können auch in der Milz oder in der Leber auftreten. Auch hier kann der vaskuläre endotheliale Growth Factor im Blut erhöht sein. Dieser Faktor kann auch von diagnostischer Bedeutung sein (wie auch bei der Borreliose), es ist jedoch sowohl schwierig als auch kostspielig, den Test durchzuführen.

Durch die gefäßreichen Tumore kommt es zu verschiedenen Veränderungen der Haut, typisch hierfür sind die Striae (siehe Fallbeispiel 4 im Anhang). Auch in der Haut können sich Ödeme bilden, insbesondere im Bereich der Füße, und venöse Gefäße an ungewöhnlichen Stellen auftreten. Es bilden sich größere pigmentierte Flecken. Auch Einblutungen im Bereich der Haut können vorkommen.

Behandlung

Es kann Azithromycin, Clarithromycin (eventuell auch in Kombination mit Doxycyclin) oder Minocyclin verwendet werden.

Ciprofloxacin oder Tavanic (Fluorchinolone) sind ebenfalls wirksam gegen Bartonellen, sollten jedoch wegen möglicher Risse der Achillessehnen und wegen ihrer Nebenwirkungen (Entstehung von FQAD) nicht mehr zum Einsatz kommen.

Babesiose

Babesien sind Protozoen, die durch Zecken übertragen werden. Es kommt zu einer Invasion in die Erythrozyten und zur Lyse derselben. Ein weiterer möglicher Übertragungsweg sind Bluttransfusionen, darauf deuten Todesfälle nach Bluttransfusionen hin. Dies konnte auch laborchemisch bewiesen und objektiviert werden.

Babesien kamen früher vermehrt in den Mittelmeerländern vor, aber durch die Klimaerwärmung gibt es nun auch Fälle im mitteleuropäischen Raum.

Der Nachweis im Labor ist sehr schwierig: Es können ein Titer sowie im EDTA-Blut eine PCR-Untersuchung gemacht werden, die Trefferquote ist jedoch sehr niedrig. Inzwischen besteht auch ein ELISpot-Test, der durch eine höhere Trefferquote zukunftsträchtig ist.

Nachweise im Blutausstrich sind ausgesprochen schwierig. Ich selbst habe in 30 Jahren meiner Tätigkeit noch nie einen positiven Blutausstrich gesehen.

Die Erkrankung ist also schwer nachzuweisen, dürfte jedoch häufiger sein als angenommen. Das Reservoir der Keime findet sich in Kühen.

Symptome

Schüttelfrost, Arthralgien, Myalgien, gastrointestinale Symptome, Fieberschübe.

Zu schweren Symptomen kommt es meist nur bei immungeschwächten Patienten, doch auch bei Co-Infektionen mit Bartonellen oder Borreliose, die die Immunantwort schwächen, ist ein schwerer Verlauf möglich.

Deshalb kann auch die Babesiose als Co-Infektion eine Rolle spielen. Sie sollte bei der Borreliose-Behandlung nicht außer Acht gelassen und zumindest abgeklärt werden.

Behandlung

Azithromycin ist hier wirksam, aber auch Clindamycin, das meist als Infusion verabreicht werden muss, fallweise in Verbindung mit Chinin. Nach der Ersttherapie kann als Sicherheitstherapie auch ein Malariamittel wie z. B. Malarone gegeben werden. Die Babesiose gilt als die Malaria Mitteleuropas, da es immer wieder zu Fieberschüben kommt.

Die Symptome decken sich wiederum teilweise mit den Symptomen der Borreliose!

Ehrlichiose/Anaplasmose

Beide Erkrankungen können gleichzeitig mit der Borreliose durch Zecken übertragen werden. Auch hier treten ähnliche Symptome wie bei der Borreliose auf. Es kommt jedoch teilweise zu Leukopenien, Thrombozytopenie und erhöhten Transaminasen bei der Leberserologie.

Die Erreger sind hauptsächlich intrazellulär zu finden. Jene der Ehrlichiose entwickeln sich in Monozyten, jene der Anaplasmose in granulozytären Leukozyten. Der Nachweis gelingt durch die Bestimmung von Antikörpern, ist aber schwierig und das Ergebnis fraglich. Mittlerweile kann auch der ELISpot-Test zur Bestimmung der Aktivität der Ehrlichien/Anaplasmen herangezogen werden.

Behandlung

Therapeutisch wird Doxycyclin empfohlen. Meine Erfahrungen zeigen jedoch, dass wegen der ausschließlich intrazellulären Lage der Keime vor allem Minocyclin (Minostad) wirksam ist.

Mycoplasma pneumoniae

Die differenzialdiagnostische Abgrenzung zwischen Borreliose und Mykoplasmen-Infektion bzw. die Erkennung dieser Co-Infektion ist problematisch, da wiederum beide Krankheiten nahezu dieselben Symptome aufweisen.

Zwar gibt es die pulmonale Manifestation, die leichter von der Borreliose abzugrenzen ist, es kommen aber auch Erkrankungen des zentralen Nervensystems, des muskuloskelettalen Systems, des Herzens, der Niere und des Auges vor. Auch ein Befall der Genitalorgane mit Schleimhautveränderungen ist möglich. Zudem können Gelenke von Mykoplasmen befallen sein. Es kommt hier zu Gelenksergüssen und zu ähnlichen Symptomen wie bei der Borreliose. In letzter Zeit gab es zunehmend pulmonale Mykoplasmen-Infektionen bei Jugendlichen.

Die Diagnose gelingt durch Nachweis der Antikörper. Auch hier gibt es die Untergruppen IgA, IgG und IgM.

Achtung: Bei den meisten der geschilderten Symptome einer Mykoplasmen-Infektion wird das Labor erst nach einigen Wochen positiv!

Behandlung

Mittel der Wahl sind Tetracycline sowie Azithromycin.

Von Fluorchinolonen muss, wie bereits mehrfach erwähnt, dringlichst abgeraten werden.

Yersinien

Yersinien-Infektionen entstehen hauptsächlich durch Verzehr rohen Fleisches. Bei dieser Infektion kommt es zunächst vor allem zu einer Gastroenteritis, später zu Tendovaginitiden, in weiterer Folge zu einer Krankheitsmanifestation in den Gelenken und einer reaktiven Arthritis.

Auch eine sogenannte Reiterarthritis, also die Verbindung von Arthritis, Urethritis und Uveitis, kann vorkommen. Bei chronischen Fällen können Arthritiden vor allem in Verbindung mit der Borreliose auftreten.

Die Patienten bleiben oft monatelang Ausscheider. Der Erregernachweis gelingt durch Antikörpertestung, auch eine PCR-Untersuchung besteht. Seit kurzer Zeit ist auch ein LTT-Test möglich, die Serologie kann nach der Infektion sehr lange positiv bleiben.

Behandlung

Ceftriaxon ist wirksam, ebenso Doxycyclin und Piperacillin.

Auf Ciproxin ist der Keim zwar sensibel, dieses sollte jedoch aus mehrfach genannten Gründen nicht verabreicht werden.

Chlamydia pneumoniae

Bei einer Infektion durch Chlamydia pneumoniae ist die Differenzialdiagnose aufgrund der Ähnlichkeit der Symptome zur Borreliose schwierig. Die Symptome beider Infektionen sind nahezu ident: Erkrankungen des Nervensystems, reaktive Arthritis, Myokarditis.

Eintrittspforte ist jedoch die Lunge, hier beginnt die primäre Manifestation. Besonders die oberen Luftwege sind betroffen, es kommt zu Pharyngitis und Laryngitis.

Ein chronischer Verlauf ist möglich, und auch die Entstehung der Alzheimerkrankheit wurde mit Chlamydia pneumoniae in Verbindung gebracht.

Extrapulmonale Manifestationen erstrecken sich über einen längeren Zeitraum, das heißt über mehrere Monate. Es entwickeln sich auch reaktive Arthritiden, wodurch es sehr schwierig ist, diese von der Lyme-Borreliose zu trennen. Auch ein Guillain-Barré-Syndrom, das sich über Monate erstrecken kann, kann entstehen. Ebenso ist ein Zusammenhang mit einer Myokarditis nach stattgehabter Chlamydia-pneumoniae-Infektion möglich.

Die Serologie ist aufgrund der Antikörperbildung möglich; es finden sich IgA-, IgM- und IgG-Antikörper. Die Labordiagnostik ist jedoch oft schwierig. Seit kurzer Zeit gibt es auch einen LTT-Test.

Eine IgG-Antikörpertest nach stattgehabter Infektion kann nach erfolgter Behandlung auch ohne Krankheitssymptome noch jahrelang positiv bleiben (über 80 % der älteren Bevölkerung sind Träger von Chlamydien-Antikörpern).

Behandlung

Behandelt wird mit Azithromycin, Clarithromycin oder Doxycyclin.

Bei chronischem Befall in Zusammenhang mit Borreliose kann auch Azithromycin mit Rifampicin oder Doxycyclin mit Rifampicin verabreicht werden.

Chlamydia trachomatis

Diese Erkrankung wird sexuell übertragen und führt zu Infektionen im Urogenitaltrakt. Ein Bezug zur Borreliose ergibt sich dadurch, dass durch die Chlamydia-trachomatis-Infektion auch Arthritiden entstehen können.

Labordiagnostisch lässt sich Chlamydia trachomatis durch Antikörperbildung gegen IgA und IgG nachweisen. Inzwischen gibt es auch eine ELISpot-Untersuchung auf diesen Keim. In der akuten Phase, der urogenitalen Infektion, lässt sich Chlamydia durch einen urethralen Abstrich oder im Urin nachweisen. Bei chronischer Infektion sind jedoch im Abstrich die Chlamydien nicht mehr nachweisbar.

Behandelt wird wie bei Chlamydia pneumoniae mit Azithromycin, Clarithromycin bzw. Doxycyclin.

Festzuhalten ist, dass im Falle einer Infektion mit Chlamydia trachomatis zur Rezidivvermeidung unbedingt eine Partnerbehandlung durchgeführt werden muss.

Rickettsiose

Rickettsien-Infektionen gewinnen immer mehr an Bedeutung und es gibt immer mehr Fälle. Auch die Erreger der Bartonellose gehören übrigens zu den Rickettsien.

Rickettsien werden in der Regel durch Zecken übertragen, jedoch gibt es auch Übertragungen durch Milben, Flöhe und Läuse.

Typisch ist das Entstehen eines generalisierten Exanthems. Auch schwarze Flecken treten auf, Fieber, Kopfschmerzen und starke Muskelschmerzen. Die Infektion kann auch mit hohem Fieber, ausgeprägtem Krankheitsgefühl und abdominellen Beschwerden beginnen.

Früher trat die Erkrankung hauptsächlich in Südeuropa auf. In den letzten Jahren haben jedoch Rickettsien-Fälle in unseren Breiten zugenommen. Die Keime sind inzwischen sehr verbreitet und finden daher immer mehr Aufmerksamkeit.

Neben Antikörpertestungen (IgG und IgM) gibt es mittlerweile auch einen neuen speziellen Suchtest.

Behandlung

Das Mittel der Wahl ist ein Tetracyclin.

Zwischenfazit

Bemerkenswert ist, wie viele Co-Infektionen sich in ihren Symptomen mit jenen der Borreliose decken. Bei Schwerstgeschädigten oder einer chronisch persistierenden Borreliose mit langer Erkrankungsdauer können eine Vielzahl von Co-Infektionen auftreten und das Krankheitsbild beeinflussen.

Vor einer Borreliose-Therapie ist es daher unbedingt erforderlich, Co-Infektionen nachzuweisen oder auszuschließen, da gegebenenfalls die Therapie angepasst werden muss, um eine Verbesserung des Zustandes des betroffenen Patienten zu erreichen.

Die Bestimmung der Co-Infektionen ist somit immer wichtiger geworden und spielt neben einer effektiven Behandlung der Borreliose eine große Rolle, um Rezidive oder frustrane Behandlungen zu vermeiden.

Zur Untersuchung von Co-Infektionen kommen Labornachweise wie Antikörpernachweis oder Immunoblot in Frage, in letzter Zeit aber auch ELISpot- und Tickplex-basic-Untersuchungen. Auch PCR-Untersuchungen müssen erwähnt werden, auch wenn sie nicht sehr treffsicher sind.

Ein großes Problem bilden Patienten, die zuvor irrtümlich wegen rheumatoider Arthritis oder anderer rheumatischer Erkrankungen aus diesem Formenkreis behandelt werden und Cortison oder andere Immunsuppressionen erhalten. Hier wird sowohl die Diagnostik als auch selbstverständlich die Behandlung extrem schwierig. Bei langjähriger Gabe von Immunsuppressiva kann es außerdem zu Infektionen mit multiresistenten Keimen, wie multiresistentem Staphylokokkus, Klebsiellen und Pseudomonas-Infektionen kommen, die dann oft unbehandelbar sind.

Zudem spielen auch virale Erkrankungen eine beachtenswerte Rolle. So kommt es zu Infektionen mit Herpes-simplex- oder Herpes-zoster-Viren, Coxsackie-Virus, Zytomegalie sowie Epstein-Barr-Infektionen.

In jüngster Zeit ist auch die Infektion mit dem Borna-Virus immer mehr in den Vordergrund getreten. Diese Infektion kann ebenfalls große Probleme bereiten, sowohl in Bezug auf die Abklärung als auch auf die Behandlung.

Weiters kommen hier auch Zoonosen zum Tragen, wie z. B. Giardien (Lamblien) und auch andere anaerobe Keime wie Gardnerella und Prevotella, die hauptsächlich im Urogenitaltrakt beheimatet sind.

Auch die Toxoplasmose kann bei geschwächten Patienten eine Rolle spielen. Nicht immer handelt es sich um eine Serumnarbe, auch eine aktive Infektion ist möglich. Auch hier muss selbstverständlich abgeklärt und gegebenenfalls behandelt werden.

In den letzten Jahren haben Prof. Herbert Auer und ich eine Studie durchgeführt, der zufolge es bei Borrelien-Erkrankungen zu Co-Infektionen mit Toxocara canis/catis/mystax und Ascaris suum kommen kann, die sehr große Probleme bereiten (Parasitose). Die Symptome sind jenen der Borreliose ähnlich, und in Kombination entwickeln beide sehr intensive Krankheitsbilder im Zentralnervensystem sowie in den Bereichen der Augen und des Herzens.

Als sehr seltene Co-Erkrankung bei Borrelieninfektion, die zwar häufiger vorkommen dürfte, jedoch selten abgeklärt wird, konnte in letzter Zeit Bacillus cereus direkt im Gelenk kulturell nachgewiesen werden. Diese Infektion kann mit getrockneten Kräutern oder Milchpulver (auch aus Kaffeeautomaten) übertragen werden und wird sicher in den nächsten Jahren häufiger zu beobachten sein.

Als Zoonose kommt außerdem Pasteurella multocida in Betracht. Pasteurella wird hauptsächlich von Tieren, z. B. Katzen, übertragen und betrifft die Haut, kann jedoch auch schwere Entzündungen der Lunge hervorrufen.

Die schwerwiegendste Co-Infektion ist sicherlich Klebsiella oxytoca. Diese Infektion ist meist ein Hospitalismus-Keim und kommt daher bei Borrelienkranken, die abwehrgeschwächt sind und eine stationäre Aufnahme hinter sich haben, gehäuft vor.

Hier ist die Behandlung ausgesprochen schwierig. Klebsiellen und Pasteurella sind gegen alle vier Antibiotika-Gruppen resistent. (Auf die Therapie der Borreliose selbst wird im Kapitel 7 speziell eingegangen.)

Bei der Therapie der Borreliose generell muss insbesondere auch beachtet werden, ob die Patienten bei Start der Therapie Statine (Cholesterinsenker), Probiotika (zur Behandlung von Rheuma) sowie Antidiabetika (zur Senkung eines erhöhten Blutzuckerspiegels) einnehmen. All diese Medikamente können die Therapie massiv erschweren oder unmöglich machen.

Auf die Co-Infektionen als solche wurde oben bereits eingegangen. Es können jedoch Schwierigkeiten bei der Therapie der Borreliose auch dann entstehen, wenn Co-Infektionen bereits mitbehandelt oder zumindest verifiziert wurden, und wenn durch die Abwehrschwäche, die bei der Borreliose auftritt, noch andere seltene bakterielle, virale oder parasitäre Zusatzinfektionen vorhanden sind.

Fluorchinolone als Therapie sollten generell vermieden werden, da es durch sie zu massiven Komplikationen (FQAD) kommen kann.

Es treten bei diesen Co-Infektionen mit mehreren verschiedenen Keimen (Keimcocktail) immer wiederkehrende Verschlechterungen auf und die Ergebnisse sind teilweise für Arzt und Patienten ernüchternd.

Ich möchte hier nun einige Zusatzinfektionen erwähnen, die mir in meiner 40-jährigen Praxis als Arzt untergekommen sind und besondere Schwierigkeiten bereitet haben. Die Aufzählung ist nicht vollständig und könnte noch erweitert werden. Die wesentliche Schlussfolgerung jedoch ist: Borreliose ist keine singuläre Infektion. Meist handelt es sich um einen „Keimcocktail", und es ist nicht immer einfach, die einzelnen „Zutaten", die noch eine Rolle spielen könnten, zu identifizieren.

Zusatzinfektionen

Zusatzinfektionen können bakterieller, viraler und parasitärer Art sein. Bakterielle Infektionen sind einzuteilen in aerobe und anaerobe Infektionen.

Borrelia recurrentis

Rückfallfieber, auch bekannt als louse-borne relapsing fever. Dieses Fieber übertragen Läuse, die, um sie zu entfernen, zerdrückt wurden. Es wird auch tick-borne relapsing fever genannt, da es von der Borrelia-duttoni-Lederzecke stammt. Eigentlich handelt es sich um eine bakterielle Zoonose, erstmals beschrieben von Otto Obermeier im Jahre 1873. Die Erreger sind große Spirochäten und im Mikroskop leicht zu sehen.

Seit mit der sogenannten „Willkommenskultur" ab 2015 vermehrt Emigranten nach Mitteleuropa gelangt sind, hat diese Erkrankung stark zugenommen. Hauptsymptom ist das Fieber. Das größte Problem bei der Behandlung besteht darin, dass eine sehr starke Herxheimer-Jarische Reaktion auftritt, das heißt eine Verschlechterung des Allgemeinzustandes durch Zerfall der Keime und durch Freiwerden von Toxinen und Interleukinen. Diese kann oft tödlich verlaufen. Zur Behandlung wird Tetracyclin alle 6 Stunden gegeben, sie muss unbedingt stationär erfolgen.

Leptospirose

Es handelt sich hier ebenfalls um Spirochäten und eine Zoonose, die durch Ratten und Mäuse übertragen wird. Leptospirose wird auch als „Weilkrankheit“ bezeichnet.

Symptome sind Fieber, Schüttelfrost, Bindehautentzündungen, Wadenkrämpfe und Schienbeinschmerzen. Es bildet sich ein Immunkomplex. Ein Antikörpernachweis ist durch IgG und IgM möglich.

Diese Erkrankung kann auch die Leber schädigen. Als Therapie kommen Tetracycline und Cephalosporine in Betracht.

Syphilis/Lues

Diese Erkrankung ist zwar in den vergangenen Jahrzehnten immer mehr in den Hintergrund geraten. Heute tritt sie aber häufig in Kombination mit anderen Abwehrschwächen auf und spielt dadurch wieder eine größere Rolle.

Laut WHO gibt es 12 Millionen Neuerkrankungen pro Jahr weltweit. 85 % davon sind Männer, oftmals in Kombination mit HIV. 2011 gab es 3.698 Neuerkrankungen in Deutschland, 2015 waren es bereits 6.834.

Das Problem: Die meisten Ärzte können Syphilis nicht mehr erkennen.

Erreger der Syphilis ist Treponema pallidum. Die Erkrankung ist sexuell übertragbar und wird von Mensch zu Mensch übertragen. Auch eine kongenitale Erkrankung (Übertragung auf das Kind während der Schwangerschaft) ist möglich.

Neurolues kann noch 20 Jahre nach Erstinfektion entstehen und wird fallweise nicht erkannt, zudem wurde das Krankheitsbild erst sehr spät von der Neurologie anerkannt (d. h. ähnlich, wie es sich derzeit bei der Neuroborreliose abzeichnet).

Die Syphilis sollte, wie auch HIV, bei Borreliosekranken immer untersucht und abgeklärt werden. Folgende Testungen sind möglich: TPHA-Test, FDA-Abs Test und VDRL-Test.

Die Studienlage ist fragwürdig. Beispielsweise wurden in den USA zwischen 1932 und 1972 400 Afroamerikaner absichtlich bei bekannter Syphilis nicht behandelt, um die Folgen zu beobachten (sog. Tuskegee-Syphilis-Studie).

Coxiella burnetii – Q-Fieber

Die Erreger sind gramnegative Stäbchen, fast kokoid und sehr resistent. Sie werden von Zecken auf Tiere, wie z. B. Schaf, Hund und Katze, übertragen. Der Kot dieser Tiere ist dann infektiös, und die Keime können aerogen (durch Einatmen des infizierten Staubes von Fell und Boden) auf Menschen übertragen werden.

1937 wurde ein solcher Fall erstmals in Australien beschrieben. Die Erkrankung ist meldepflichtig und kann zu Endemien führen. Ein Antikörpertest ist möglich. Die Therapie ist sehr lange erforderlich. Ich selbst habe bis dato bei Borrelienpatienten drei Fälle von Co-Infektion durch Coxiella burnetii diagnostiziert und behandelt.

Bordetella pertussis

Dieser Erreger, ein gramnegatives Stäbchenbakterium, wurde 1906 von Jules Bordet entdeckt und ruft eine subepitheliale Entzündung hervor. Die Erkrankung ist meldepflichtig. Antikörpernachweis und PCR-Reaktionstest sind möglich, auch eine Impfung ist verfügbar.

Die Symptome sind bekannt: Es sind dies schwere Lungeninfektionen mit Husten. Die Immunität nach der Impfung hält leider nicht immer an. Es kommt dann zu atypischen Symptomen wie Fieber, Husten, Müdigkeit. In letzter Zeit gibt es immer mehr Fälle bei Erwachsenen, die meistens als Virusinfektionen bagatellisiert werden. Gefährlich sind besonders die Toxine, die die Erreger erzeugen.

Zur Therapie kommen Azithromycin und Clarithromycin zum Einsatz.

Legionella pneumophila

Gramnegative Bakterien mit Sporenbildung. Der bekannteste Fall dieser Erkrankung ereignete sich im Juli 1976 in Philadelphia bei einem Kongress mit 4.400 Teilnehmern, darunter Vietnam-Veteranen. 180 Personen erkrankten damals, 29 von ihnen starben.

Der Infektionsweg war zuvor nicht bekannt. Erst bei diesem Ereignis wurde festgestellt, dass die Erkrankung über das Einatmen von Bioaerosol übertragen wird. Als Infektionsquelle wurde damals die Klimaanlage identifiziert.

Weitere Infektionsmöglichkeiten sind beispielsweise Rasensprenger, Klimaanlagen in Auto und Flugzeug, Whirlpools, Wasserbrunnen, Blockheizkraftwerke und - wie im Jahr 2018 in Österreich - eine Waschanlage für Autos. In diesem Fall gab es zwei Todesfälle.

Ein Nachweis ist über Antikörper (IgG, IgM) im Blut möglich, außerdem durch Antikörper im Harn. Eine Therapie mit Erythromycin ist durchzuführen.

Tuberkulose (TBC)

Die Erkrankung durch den Erreger Mycobacterium tuberculosis, entdeckt von Robert Koch im Jahre 1883, führt weltweit die Statistik der tödlichen Infektionskrankheiten an.

Es gibt 1,4 Millionen Fälle pro Jahr weltweit. 2016 gab es in Deutschland 5.915 Fälle, die Dunkelziffer könnte jedoch deutlich höher sein.

Meist handelt es sich um eine Tröpfcheninfektion, aber auch eine Zoonose ist möglich, beispielsweise über Rinder. Dabei sei an Infektionen über Milch erinnert, auch lokale Infektionen mit Melkerknoten an den Händen der Bauern traten auf.

Tuberkulose tritt oft mit HIV kombiniert auf, generell mit Erkrankungen, die die Abwehr schwächen. Als weitere, moderne Ursache kommt „hot boxing" in Frage, also das Rauchen von Cannabis im Auto oder in engen Räumen. Auch „Needle-sharing" kann Tuberkulose übertragen, eventuell in Kombination mit HIV. Über diese Infektionswege sind 5 Fälle bekannt.

Tuberkulose kann auch als Co-Infektion der Borreliose auftreten (Lyme disease-Tuberkulose). Als Suchtest sollte ein Quantiferon-Test durchgeführt werden.

Klebsiella pneumoniae

Klebsiellen, gramnegative Stäbchen und fakultativ anaerob, besiedeln normalerweise den Darm. Klebsiella pneumoniae wurde erstmals von Carl Friedländer beschrieben, daher nannte man die Erkrankung auch Friedländer-Pneumonie.

Meist handelt es sich um nosokomiale (im Krankenhaus erworbene) Infektion der ableitenden Harnwege etwa durch Katheter, der Lunge bei Beatmung oder über Wundinfektionen. Die Bakteriämie führt zu Sepsis.

Die Klebsiella bildet Carbapenemase, kann also Clavulansäure unterdrücken. Sie ist einer der gefährlichsten Keime, da er sehr schnell resistent wird oder schon als resistenter Keim im Krankenhaus auftritt. Die Klebsiella ist gegen alle MRGN-systemdefinierten Antibiotika resistent!

Bei Infektionen mit multiresistenten Keimen wird Klebsiella auch mit der Entstehung eines Autoimmunkomplexes in Verbindung gebracht, beispielsweise mit dem HLA-B27-Komplex.

Fakultativ anaerobe Keime

Bedeutung der Anaerobier

Anaerobe Keime sind an fast allen Infektionen beteiligt. Verbrauchen beteiligte aerobe Keime den vorhandenen Sauerstoff im Gewebe, stimmt das Milieu und anaerobe Keime können überwiegen.

Gerade bei der Borreliose spielen anaerobe Zusatzinfektionen eine große Rolle, daher sollte immer auch an die Möglichkeit einer anaeroben Beteiligung gedacht werden. Da durch die Antibiotika-Therapien die aeroben Keime eliminiert werden, kommt es dadurch zu einem Überwiegen der anaeroben Keime.

Hinweis können eitrige Entzündungen und fauliger Geruch sein. Symptome von Anaerobiern sind Gewebsnekrosen, Abszesse, Gasbildung, Thrombophlebitiden und Neurotoxine.

Der Nachweis ist auch hier schwierig. Die Diagnose erfolgt bei entsprechendem Verdacht per Abstrich. Hier ist ein spezielles Transportmedium zum bakteriologischen Institut notwendig, dennoch ist die Trefferquote sehr gering und eine genaue und zeitgerechte Diagnose selten möglich.

Eine indirekte Labordiagnostik ist bei Anaerobier-Infektion nicht möglich. Man muss sich teils auf die Klinik verlassen, teils auf die Erfahrung und bei Verdachtsdiagnose sowie dem typischen Geruch als Therapie Metronidazol verabreichen.

Gramnegative Anaerobier

Gardnerella vaginalis

Stäbchenbakterien. 20 % aller Frauen haben Gardnerella-vaginalis-Symptome. Dazu gehören Ausfluss und ein fischartiger Geruch (auch als Aminkolpitis bezeichnet). Die Erkrankung kann natürlich auch auf den Partner übertragen werden.

Therapie: Vervalis, Metronidazol und Clindamycin mit Partnerbehandlung.

Andere anaerobe Infektionen

Einzellige Lebewesen, die älteste Form von Leben. Sie existieren in Schleimhautnähe und werden durch Sauerstoff abgetötet.

Im Mund beispielsweise beträgt das Verhältnis Aerobia zu Anaerobier 1:10, bei der Vagina 1:100, beim Darm 1:1000.

Beispiele sind: Bacteroides (intraabdominelle Infektionen), Fusobakterien (Lunge, Wundinfektion, Weichteile), Porphyromonas (Aspirationspneumonie, Parodontitis), Prevotella (intraabdominell und Weichteile/Sexualorgane, daher Partnerbehandlung unbedingt erforderlich).

Grampositive Anaerobier

Dazu zählen:

Aktinomykose (betrifft Kopf, Hals, Bauch, Weichteile, führt zu Aspirationspneumonie)

Gruppe der *Clostridien:*

Clostridium perfringens (Gasbrand), Clostridium perfringens Typ A (Lebensmittelvergiftungen), Clostridium botulinum (Botulismus)

Nahrungsmittel, die Gase erzeugen, können Clostridium botulinum enthalten und sind dann hoch giftig. Kleinste Mengen führen zum Tod. Hinweise sind Konserven oder auch Verpackungen, die vorgewölbt sind.

Clostridium tetani ruft Tetanus hervor, hier besteht eine Impfung. Wenn jedoch Symptome auftreten, so ist dies meist unbehandelbar und für den Patienten tödlich.

Clostridium difficile

ist der Erreger der postantibiotischen Enterokolitis (PAEC).

Gerade bei der Therapie der Borreliose kommt es sehr oft zu langen Antibiotika-Behandlungen und in der Folge zu schleichenden Entzündungen mit Clostridium difficile im Darm (Durchfall). Oft kann nicht gleich die wahre Ursache erkannt werden, jedoch ist sofort an Clostridium difficile zu denken und ein entsprechender Nachweis zu versuchen.

Ein Nachweis über den Stuhl ist möglich. Ein Nachweis über Toxine ist oft erst sehr verspätet möglich. Es gibt hier auch einen quantitativen Test zur Toxinbestimmung.

PAEC wird mit Metronidazol oder Vancomycin behandelt.

Peptostreptokokkus

wird oral durch die Atmung aufgenommen, ruft jedoch auch intraabdominell Infekte hervor.

Probioni-Bakterium

kommt in Fremdkörpergranulomen vor, auch bei Stents, Prothesen und Kathetern. Es spielt dadurch eine große Rolle.

An all diese schwer nachweisbaren Anaerobier sollte bei der Borrelien-Therapie stets gedacht werden. Da es oft durch die Antibiotika-Therapie zu Problemen im Darm kommt, wäre wahrscheinlich bei entsprechender Klinik und auch nur bei einer Verdachtsdiagnose sofort Metronidazol für zumindest 14 Tage zu verabreichen.

Virusinfektionen

Virusinfektionen können Pflanzen, Tiere und Menschen befallen. Erwähnt wurden sie bereits 1780 v. Chr. in Mesopotamien, hier kam es zur Bestrafung eines Menschen, der auf seinen tollwütigen Hund nicht aufgepasst hatte.

Die Übertragung erfolgt per Tröpfcheninfektion, Kontakt- und Schmierinfektionen, Austausch von Körperflüssigkeiten oder auch blutsaugende Insekten. Das bedeutet, dass Viren mit an Sicherheit grenzender Wahrscheinlichkeit auch von Zecken, Bremsen und Gelsen übertragen werden können.

Herkömmliche Viren sind z. B. HSV1, HSV2, VZV, Zytomegalie-Virus, Coxsackie-Virus, Epstein-Barr-Virus (EBV, ein Onkovirus), FSME, Hepatitis A, Hepatovirus B + C (Onkovirus), Rabies, Lyssa (Tollwut), HIV.

Tollwut kann von Hunden, Füchsen, Wölfen, aber auch von Fledermäusen übertragen werden.

Seltene Viren sind z. B.:

Hanta-Virus: Kommt im Kot von Nagern vor; Infektionsmodus: Einatmen von Staub, Kontakt mit Exkrementen, z. B. in Garten, Berghütten, Garage. Die Inkubationszeit beträgt 2–4 Wochen und länger. Bei Fieber, Gelenksschmerzen, Kreislaufproblemen bis hin zu Nierenversagen sollte stets an dieses Virus gedacht werden.

Es sind 500 Fälle pro Jahr in Österreich bekannt, die Dunkelziffer mag jedoch höher sein. Immer wieder kommt es zu Todesfällen, auch im Kärntner Raum.

Norovirus, Rotavirus: Beide Viren treten nosokomial auf und sind mit Übelkeit und Durchfall verbunden. Meist verursachen sie 3–4 Tage lang starke Beschwerden und vergehen dann von selbst.

Borna-Virus: Das Virus wurde erstmal 1813 beschrieben und ist seit 1894, als in Borna, Sachsen, ein ganzer Stall voller Pferde erkrankte, auch als „Pferdeseuche" bekannt.

Laut jüngeren Studien trägt jeder dritte Mensch das Virus in sich. Bei etwa 5 % bricht es aus, hauptsächlich bei abwehrgeschwächten Patienten. Es kommt zu affektiven Störungen, Depressionen, Lähmungen und Meningitis.

Als Therapie gelten die Gabe von Amantadin oder immunstärkende Maßnahmen als zielführend. Die Diagnose ist schwierig, die Erkrankung kann jedoch durch Antikörper bestimmt werden.

Corona-Virus: 85 % der Katzen tragen dieses Virus und sind potenzielle Ausscheider. Wenn das Virus bei der Katze ausbricht, kommt es zur Peritonitis, Perikarditis und zum Tod. Beim Menschen ist eine Infektion mit dem SARS-Corona-Virus möglich, meist mit Infektion der Lunge, hohem Fieber, Atemnot bis hin zu Bewusstseinsverlust und Sauerstoffmangelversorgung, wodurch Organschäden auftreten können. Auch an dieses Virus muss immer gedacht werden. Bei der Infektion könnten u.a. Archaeen eine große Rolle spielen (siehe weiter unten).

West-Nil-Fieber: Bei 75 % der Infizierten geringe Symptome, 20 % weisen Fieber und Kopfschmerzen auf, bei 5 % kommt es zu Enzephalitis, Meningitis bis hin zum Tod. Die Übertragung erfolgt durch die Mücke Aedes aegypti, die sich bei infizierten Vögeln ansteckt. West-Nil-Fieber kann jedoch auch durch Bluttransfusionen übertragen werden.

Dengue-Fieber: Äußert sich meist mit etwa 7 Tagen Fieber. Die Übertragung erfolgt ebenfalls durch Aedes aegypti, die Gelbfiebermücke, die Inkubationszeit beträgt 14 Tage. Symptome sind grippeähnliche Schmerzen und innere Blutungen (hämorrhagisches Dengue-Fieber) bis hin zu Schocksyndrom und Multiorganversagen. Die WHO schätzt das Vorkommen auf 50–100 Millionen Fälle pro Jahr, davon rund 22.000 Todesfälle. Der Nachweis erfolgt über Antikörper (IgG und IgM,) eventuell auch PCR. Eine Impfung (Dengvaxia) ist vorhanden, gilt in der Literatur jedoch teilweise als irreführende Maßnahme.

Zika-Virus: Wurde erstmals 1947 in Uganda isoliert und 1952 beim Menschen beschrieben. 2007 gab es einen großen Ausbruch auf den Yap-Inseln (Mikronesien). Überträger sind die Gelbfiebermücke Aedes aegypti oder die asiatische Tigermücke Aedes albopictus, aber auch durch Sexualkontakt ist eine Übertragung möglich. Symptome: Hautausschlag am oberen Stamm, Fieber, Gelenksschmerzen, Konjunktivitis, Muskel- und Kopfschmerzen. Wird mit dem Guillain-Barré-Syndrom in Verbindung gebracht. Bei Infektion in der Schwangerschaft ist eine Mikrozephalie des Neugeborenen möglich. Der Nachweis erfolgt über RT-PCR (reverse Transkriptase A-Antikörper, Urin).

Die Rolle von Archaeen und anderen Anaerobiern

Viren tragen DNS und RNS, sind jedoch eigentlich keine Lebewesen, sondern brauchen einen Wirt, das heißt eine Zelle, um sich vermehren zu können. Dabei benötigen sie Eukaryoten (Lebewesen) oder Prokaryoten (Bakterien und Archaeen).

Für unsere Betrachtung sind die Archaeen am interessantesten, da diese Zellen entwicklungsgeschichtlich sehr alt sind. Sie verfügen über keinen Zellkern mit Hülle und nur über eine dünne Zellmembran. Sie ertragen sehr tiefe und sehr hohe Temperaturen und vermehren sich ohne Sauerstoff. Viren können in Archaeen sehr schnell eindringen und sich dort leicht vermehren.

Archaeen finden sich auch im menschlichen Körper: in Darm, Mund-Rachen-Raum, Lunge, Scheide, auch in der Nabelfalte. Sie gelten als apathogen, sind aber wenig erforscht.

Interessant ist, dass Kinder noch keine oder wenig Archaeen haben. Möglicherweise gab es daher auch während der Corona-Pandemie bei Jugendlichen häufig leichtere Verläufe.

Meine These lautet:

Gelingt es, mit dem Mittel Anaerobex die Archaeen und damit die Haupteintrittspforte bzw. den Erst- oder Hilfswirt zu vernichten, so bricht die Erkrankung möglicherweise gar nicht aus oder verläuft milder.

Jede Infektion ist ein Zusammenspiel mehrerer Faktoren: Immunität, Co-Infektionen, Eintrittspforte und vorhandene Anaerobier spielen dabei eine große Rolle, sind aber nicht oder nur schwer nachweisbar - insbesondere die Archaeen.

Archaeen sind dabei wie apathogene Schläfer, die jedoch den Eintritt und das Wachstum des Virus fördern. Eliminiert man sie, lassen sich vielleicht ein schwerer Verlauf und eine Therapieresistenz verhindern. Damit wäre die Behandlung mit Anaerobex vielleicht eine kausale Therapie: keine Eintrittspforte - kein Wirt - keine Vermehrung der viralen „Parasiten".

Die Rolle anderer Keime

Möglicherweise spielt auch der Keim Helicobacter pylori eine zusätzliche Rolle, insbesondere bei älteren Patienten mit Reflux und eventuellen nächtlichen Regurgitationen (Hochwürgen). Damit gelangen die Keime in den Mund und möglicherweise in die Bronchien, werden also aspiriert. Die Keime, die übrigens auch mikroanaerob sind, heften sich schnell und effektiv mit speziellen Rezeptoren an alle Zellen der Schleimhaut und können somit auch eine Eintrittspforte für Viren bilden. Auch in diesem Fall wäre ein anaerobes Medikament indiziert und wirksam.

Ein weiterer möglicher Hilfsmechanismus für die Infektion mit Viren könnte die Infektion mit Ascaris suum und Toxocara canis bzw. catis darstellen. Der Mensch ist zwar ein Fehlwirt für diese Parasiten, jedoch bildet sich bei Menschen ein Larva-migrans-visceralis-Syndrom, das unter anderem auch die Lunge und deren Schleimhaut befällt. Auch diese Larven könnten zusätzlich als Starterzellen für Vireninfektion dienen.

Viele Borreliose-Erkrankte haben Langzeit-Antibiotikatherapien hinter sich. Diese Therapien minimieren meist nur aerobe Keime, dadurch werden sehr viele anaerobe Keime isoliert und vermehrt. Zieht man die These der anaeroben Startfunktion bei Viren heran, könnte diese Tatsache bei einer stattgehabten Borreliose mit erfolgter Langzeit-Antibiotikatherapie eine große Rolle spielen. Daher ist es durchaus sinnvoll, in behandelten Borreliose-Fällen, die jedoch noch Symptome zeigen, auch das Mittel Anaerobex anzuwenden, da meist viele anaerobe Keime in den verschiedenen Geweben des Patienten vorhanden sind.

Parasiten

Giardia lamblia: Einzellige Parasiten (Protozoen) in der Form eines Pantoffelpaares, die im Darm beheimatet sind und bei der Katze, beim Hund, aber auch beim Menschen auftreten. Übertragen wird die Erkrankung durch verunreinigtes Trinkwasser (Kot). Symptome sind Durchfall, Krämpfe, Gewichtsverlust, Müdigkeit und Schwäche. Therapie der Wahl ist Metronidazol.

Schistosomiasis/Bilharziose (Pärchenegel): Ein Mitbringsel von Urlaubern aus Afrika und Asien. Sie infizieren sich beim Baden in Gewässern, in denen der Pärchenegel lebt. Er dringt über die Haut ein, geht dann über Blutgefäße und Lymphe in die Leber über. Dort entwickelt er sich weiter und tritt in Venen, Organe und in den Darm über.

Zunächst entsteht die sogenannte Zerkarien-Dermatitis, eventuell begleitet von Fieber. Infolge der ersten Eiablage kommt es zum Katayama-Fieber mit Schüttelfrost, Husten, Kopfschmerzen, Lymphknotenschwellung, vergrößerter Milz und Leber, die bis zum Tod führen können. Im chronischen Stadium werden die Eier in kleinsten Blutgefäßen abgelagert, es kommt zu Durchfall, Bauchschmerzen, Blasen- und Harnwegsinfekt. Der Nachweis erfolgt über Eier im Stuhl. Die Erkrankung ist schwer zu behandeln, die Therapie erfolgt mit Praziquantel.

Kryptosporidiose: Der Keim Kryptosporidium parvum befällt Haustiere, beispielsweise Rinder, aber auch Menschen. Diese Wirte scheiden den Erreger aus. Die Infektion erfolgt durch verunreinigtes Wasser, aber auch über Fleisch, Eier oder Milch. Symptome sind Durchfall über mehrere Wochen und Bauchschmerzen. Bei mikroskopischer Untersuchung ist der Keim im Stuhl nachweisbar. Wer einmal Kryptosporidien hatte, ist lebenslang immun.

Trichomoniasis: Der Keim Trichomonas vaginalis ist ein Protozoon. Der Einzeller befällt die Schleimhäute. Die Erkrankung ist sexuell übertragbar, ausschließlich von Mensch zu Mensch. Trichomonas tenax ist in der Mundhöhle des Menschen, trichomonas felistome in der Mundhöhle der Katze vorhanden. Behandelt wird mit Metronidazol.

Weitere erwähnenswerte Parasiten sind Spinnentiere, Agasidae (Lederzecke), Ixodidae (Schildzecke) und Hyalomma, eine neue Zeckenart aus den Tropen. Diese große Zecke mit gestreiften Beinen überträgt Zeckenfleckfieber (Rickettsia aeschlimannii). Hyalomma ist mit Rickettsia aeschlimannii nahezu ident, sieben (in letzter Zeit mehr) Exemplare wurden bisher in Deutschland gefunden.

Exkurs: Die Rolle von Ascaris suum und Toxocara canis als Co-Infektion bei chronisch persistierender Borreliose

Wie zu sehen war, ist die Behandlung der Borreliose schwierig, insbesondere bei schweren Verläufen und rezidivierenden Fällen. Wahrscheinlich ist, dass Co-Infektionen und in Verbindung damit auch die individuelle Abwehr des Patienten eine große Rolle spielen. Verschiedene Erreger sind für Co-Infektionen denkbar.

Besondere Erwähnung sollen hier noch Toxocara canis und Ascaris suum finden. In den letzten 10 Jahren habe ich bei chronisch erkrankten Borreliose-Patienten stets auch die Serologie auf Toxocara canis und Ascaris suum im Blutlabor bestimmt, und es zeigt sich, dass diese beiden Infektionen, die einzeln, jedoch auch gemeinsam auftreten können, die Schwere der Borreliose und auch ihre Behandlung stark beeinflussen und erschweren.

Die erste Beschreibung von Toxocara canis (Hundespulwurm) stammt von Beaver et al. (1952), in Österreich erwähnte sie der Kinderarzt H. Wendler erstmals 1972.

Es erfolgten Untersuchungen zum einen an 6.000 Schwangeren, zum anderen an Bundesheersoldaten. Die Durchseuchungsrate wird zurzeit mit 3,7 % angenommen. Die Dunkelziffer mag jedoch viel höher liegen. Bei Berufsgruppen wie Forstarbeitern, Jägern oder Tierärzten ist eine Durchseuchung von 30–50 % möglich. Männer und Frauen sind gleichermaßen betroffen. Auch Kinder können an Toxocara erkranken. Zwar sind wenige Fälle bekannt, doch könnte die Infektion häufiger sein als angenommen, da vor allem die Übertragung in Sandkästen bei Kindern eine große Rolle spielt. Auch Rollstuhlfahrer gelten durch Kontakt mit Bodenschmutz beim Räderantreiben als gefährdete Gruppe. Normalerweise entwickelt sich Toxocara im Wirt, also Hund oder

Katze, vom Ei zur Larve und dann zum Wurm. Infektionen bei Menschen hielt man anfänglich für unmöglich. Beim Menschen gibt es jedoch ein sogenanntes Larva-migrans-Syndrom. Der Mensch ist hier ein Fehlwirt, es kommt beim Menschen nur zur Entwicklung des Eis und zum Larvenstadium. Der Wurm ist beim Menschen niemals im Darm nachweisbar.

Als Quelle für die Infektion gelten Hunde, die den Keim zu 12 % tragen. Füchse sind zu 40 % betroffen, Katzen haben sogar eine Durchseuchungsrate von 67 %. Es wird angenommen, dass die Eier zunächst im Freien 2–3 Wochen zur Reifung gelangen müssen, danach ist eine Infektion eventuell über infizierte Nahrungsmittel (Düngung), über Kontakt mit Exkrementen oder über mangelnde Hygiene nach der Berührung von Fell möglich. Auch Fliegen bzw. Insektenstiche werden als Infektionsmodus diskutiert.

Zu klären bleibt auch die Frage, ob eine intrauterine Infektion von Mutter zu Kind über die Plazenta möglich ist. Bei Tieren ist dies bei Ascaris suum (Schweinespulwurm) der Fall, beispielsweise beim Schwein. Die Übertragung beim Geschlechtsverkehr ist noch nicht erforscht, jedoch kennt man Fälle der sexuellen Übertragung des Schweinewurms beim Schwein.

Ascaris suum wurde später entdeckt. Man stellte fest, dass bei Fällen mit entsprechenden Krankheitssymptomen und Eosinophilie Toxocara canis im Labor nicht nachweisbar, also negativ war. Stattdessen hat man in diesen Fällen Ascaris suum gefunden (vgl. Phills 1972).

Die Infektion mit Ascaris suum ist in der Literatur häufiger anzutreffen als die mit Toxocara canis. Toxocara hingegen ist besser erforscht.

Klinik und Stadien, wie sie im Folgenden beschrieben werden, gelten für Toxocara canis, jedoch sind die Symptome bei Ascaris suum ähnlich und auch die Stadieneinteilung trifft zu.

Als Symptome für beide Erkrankungen gelten Müdigkeit, Schwindel, Lungenbeschwerden, Husten und Auswurf. Außerdem treten Kopfschmerzen, Schlafstörungen, Verhaltensstörungen und fallweise Fieberschübe auf. Im Labor ist eine Eosinophilie fallweise gegeben, fallweise eine Erhöhung der Immunglobuline E, außerdem ist Leukopenie sowie Hyper-Gamma-Globulinämie vorhanden und es kann auch eine Erhöhung von CK und CK-MB vorliegen. Fallweise zeigen sich bei Patienten unerklärliche Hepatomegalie sowie eine erhöhte Leberserologie. Diese Fälle sind meist mit Toxocara canis bzw. Ascaris suum infiziert.

Stadieneinteilung

Die Stadieneinteilung bei Toxocara canis (auch bei Ascaris suum) ist folgende:

Larva migrans viszeralis-Syndrom

Hier stehen Appetitlosigkeit, rezidivierende Bauchbeschwerden und Fieberschübe im Vordergrund.

Im Labor bestehen Eosinophilie, Hyper-Gamma-Globulinämie und eine Erhöhung des IgE. Fallweise tritt eine Hepatosplenomegalie auf, vielfach auch unerklärliche Myokarditiden, außerdem Nephritis, Symptome des zentralen Nervensystems (Krampfanfälle, psychotische Veränderungen) sowie Enzephalopathien.

Okulares Larva migrans-Syndrom: Es kommt bei Patienten zu unerklärlichem Visusverlust einseitig oder beidseitig, zu Strabismus, einem Granulom im Auge oder zum sekundären Glaukom. Oft werden diese Augenveränderungen mit einem Retinoblastom verwechselt. Fallweise bestehen auch Doppelbilder.

Covert Toxocarose

Hier zeigen sich Verhaltensauffälligkeiten, Aggressivität, Schlafstörungen, Bauchschmerzen, Kopfschmerzen, Husten. Fallweise besteht dieses Syndrom auch bei Kindern, die sich plötzlich massiv auffällig verhalten und einnässen, obwohl bereits kein Bettnässen mehr vorhanden war.

Neurotoxocarose

Hier können die Keime in das Zentralnervensyndrom eindringen, ohne dass Zeichen einer Eosinophilie auftreten. Es kommt jedoch zu Lähmungen oder auch zu enzephalitischen Herden im Gehirn. Oft ist auch bei zentralnervösem Neurotoxocara-Befall ein Antikörpernachweis nicht möglich.

Larva migrans cutanea-Syndrom

Es bestehen hier Veränderungen der Haut, oft generalisierte Exantheme oder lokale Beteiligungen der Haut, die sich eventuell morphea-artig ausbreiten und bestehen bleiben können.

Kardiales Stadium

Beim Patienten zeigen sich Herzprobleme, die einer Herzmuskelentzündung entsprechen, außerdem Rhythmusstörungen. Oft kann bei diesen Fällen kein pathologisches makroskopisches oder klinisches Substrat im Herzen gefunden werden. Meist bleiben hier sämtliche Abklärungen ohne Befund.

Infektionen mit Ascaris suum führen, wie erwähnt, zu ähnlichen Symptomen und ähnlicher Stadienbildung. Sie sind häufiger als Infektionen mit Toxocara canis, und gerade in den Niederlanden und Japan existieren große Studien über diese Erkrankung. Seit dem Jahr 2009 wurden zahlreiche Arbeiten publiziert. Erwähnenswert ist auch ein Fall, der 1970 in Kanada bekannt wurde. Ein Student hatte in einer Mensa Essen mit Wurmeiern verseucht und fast alle Gäste erkrankten. Zwei Patienten starben. Die Verseuchung von Essen oder Wasser mit Wurmeiern könnte in Zukunft als bioterroristisches Vorgehen eine größere Rolle spielen.

Bei Ascaris suum ist das Schwein der Wirt. Hier durchläuft Ascaris suum den vollen Zyklus vom Ei über die Larve bis zum Wurm, und es kommt fallweise zu sogenannten Milk Spots in der Leber.

Nicht auszuschließen ist, dass sich auch in den Muskeln geschlachteter Schweine Larven befinden. Dies ist insofern gefährlich, als das Muskelgewebe zu Lebensmitteln verarbeitet wird. Betroffen ist eventuell das rohe Schweinefleisch, das in Speck, Hartwurst und Salami vorliegt.

Diagnose

Die Diagnose ist zu stellen, indem zuerst eine genaue Anamnese mit Befragung des Patienten über Symptome und Zeitpunkt der Erkrankungszeichen durchgeführt wird. Anschließend wird die Klinik beurteilt. Es werden Ausschlussdiagnosen getroffen und anschließend ein Labortest durchgeführt. Der Elisa-Test ist nur historisch zu erwähnen und hat zurzeit als Diagnosemittel keine Bedeutung. Die einzige Diagnosemöglichkeit ist der Nachweis im Immunoblot. Prof. Herbert Auer vom Tropeninstitut Wien gibt die Spezifität des neuen AS-Immunoblot mit 95 % an. Die Sensibilität wird mit 100 % beschrieben. Auch ein PCR-Test im Gewebe oder im Serum ist möglich, jedoch sind hier Spezifität und Sensibilität viel niedriger. Histologische Untersuchungen wurden im Gewebe von Patienten zwar versucht, brachten aber keinen Erfolg. Es mangelt hier an der Färbemöglichkeit und an der Methode. Eventuell bietet die Focus Floating Microscopy in weiterer Folge auch hier die Möglichkeit, histologisch Larven im Gewebe darzustellen.

Therapie

Als Therapie kommt nur Albendazol (Eskazole 400 mg) in Betracht.

Dieses Anti-Parasiten-Mittel muss für beide Keime 18–28 Tage 2 × täglich verabreicht werden. Unbedingt ist darauf zu achten, dass das Antibiotikum nach dem Essen eingenommen wird, da es fettlöslich ist. Es ist auch notwendig, unbedingt nach 8 Tagen Leber- und Nierenwerte zu kontrollieren, da es bei Befall der Leber durch Larven nach einer Woche zu einer starken Erhöhung der Leberwerte kommen kann. In diesem Fall muss die Therapie bis zur Normalisierung der Leberwerte pausieren, dann kann nochmals ein 2-wöchiger Zyklus angeschlossen werden. Die Rezidivgefahr ist hoch. In einigen Fällen haben sich auch Larven im Gewebe gebildet, die nicht erreicht wurden. Aus diesem Grund muss bei entsprechender Klinik die Therapie noch weitere 1- bis 2-mal wiederholt werden.

Ein anderes Antibiotikum als Albendazol ist zurzeit nicht zielführend.

Hintergrund zur Methodik

Seit Juli 2014 lasse ich alle problematischen und rezidivierenden Borrelienfälle mit entsprechender Klinik und Therapieresistenz im Labor bei Prof. Auer auf Ascaris suum und Toxocara canis untersuchen.

Bei primär positivem oder grenzwertigem Befund sowohl von Ascaris suum als auch von Toxocara canis fordere ich stets eine Kontrolluntersuchung, die auch durchgeführt wurde. Bei zweimalig grenzwertigem Befund führte ich bei entsprechender Klinik immer eine orale Therapie durch. Bei zweimalig positivem Befund wurde die Behandlung bei entsprechender Klinik sofort durchgeführt. Zwischen Juli 2014 und Ende 2015 wurden im Labor folgende Fälle festgestellt:

Fälle 2014:

- Ascaris suum in 121 Fällen,
- Toxocara canis in 24 Fällen,
- Toxocara canis und Ascaris suum gemeinsam in 12 Fällen.
- Bis auf 3 Fälle (hier nur Toxocara canis positiv) war bei allen eine Borrelien-Therapie vorausgegangen.

Fälle 2015:

- Ascaris suum in 186 Fällen
- Toxocara canis in 43 Fällen
- Ascaris suum und Toxocara canis in 18 Fällen

Im Jahr 2014 wurden von den 145 Fällen 89 Patienten behandelt.

Im Jahr 2015 wurden von den 237 Fällen, die im Labor positiv waren, 144 behandelt.

In beiden Jahren wurden insgesamt nur 4 Kinder behandelt.

Mögliche Komplikationen der Therapie: Sehr häufig kann in der ersten Woche eine Herxheimer-Jarische Reaktion auftreten, die relativ heftig ausfallen und mit Schüttelfrost, Krankheitsgefühl und Empfindungsausfällen bis hin zu Nervenlähmungen einhergehen kann.

In zwei Fällen mussten aufgrund der Herxheimer-Jarischen Reaktion oder auch von zusätzlichen Allergien die Behandlung abgebrochen werden.

7 Therapie

Allgemeines

Grundsatz der Therapie kann hier der Leitsatz sein, der schon von den Griechen her bei Infektionen galt: „Ubi pus, ibi evacua." (Wo Eiter, da Entfernung desselben.) Dies gilt für bakterielle Entzündungen, bei denen Eiter oder zumindest Flüssigkeitsansammlungen festgestellt werden konnten. Bereits die damaligen Behandler wussten aus Erfahrung: Hier musste so schnell wie möglich gehandelt werden.

Ich habe als Unfallchirurg und als Handchirurg sehr früh gelernt, dass bei einer schweren Entzündung der Beugesehnenscheide – bei einem sogenannten Panaritium tendineum – die Nacht nicht abgewartet werden durfte, sondern man sofort die Inzision durchführen musste, um eben Eiter zu entfernen, und die Wunde offen belassen. Diese Erfahrungen haben sich über 40 Jahre als Unfallchirurg bestätigt.

Wie ist dies nun im Fall der Borreliose?

Auch bei der Borreliose handelt es sich um eine bakterielle Entzündung. Selbstverständlich kann man diese bakterielle Entzündung nicht operativ sanieren, jedoch muss man nach dem gleichen Prinzip handeln. Das heißt, man muss die eingedrungenen Bakterien so rasch wie möglich beseitigen.

Dies gelingt nur durch Antibiotika-Gabe. Je länger die Keime im Körper bleiben, desto weiter breiten sie sich aus, nicht nur über das Gefäßsystem, sondern auch über Weichteilgewebe und Lymphflüssigkeit. Je stärker die Veränderungen von Weichteilen oder Schleimhäuten, die entstehen, und je länger sie andauern, desto schwieriger gestaltet sich schließlich die Therapie.

Daher ist das Antibiotikum die Therapie der Wahl.

Es gibt in der Medizin Strömungen, welche sich negativ zur Antibiotika-Therapie äußern mit der Begründung, dass das Antibiotikum die Immunabwehr verschlechtert. Sie plädieren stattdessen für herbale (pflanzliche) und alternative Therapien.

Das hat sicher seine Berechtigung. Man muss auf jeden Fall auch die Abwehrlage des Patienten verbessern, jedoch kann man nicht allein durch Stärken der Immunabwehr eine Borreliose behandeln oder gar ad integrum heilen.

Ich habe daher einen Grundsatz, den ich bei Bedarf auch heranziehe, um den Patienten die Sachlage zu erklären: Ich vergleiche die Borrelieninfektion mit einer großen Mure, die bei einem Bergrutsch eine Straße verlegt. Nun kann man natürlich versuchen, mit Wasser, z. B. mit dem Strahl mehrerer Feuerwehrschläuche, diese Mure aufzulösen und wegzuschwemmen.

Es ist einleuchtend, dass es dann Tage bis Monate dauern kann, um diese Straße von der Mure zu befreien. Daher muss vielmehr zuerst ein großes Räumgerät die Mure beseitigen und den Hang sichern – dann wird die Straße wieder frei sein. Natürlich kann oder muss sogar im Anschluss der Belag der Straße mit Schläuchen gesäubert werden, um zu verhindern, dass es zu neuen Verschmutzungen und Abrutschungen kommt.

Dies als bildliches Beispiel, um die Wirkung der antibiotischen Therapie im Vergleich zur herbalen und alternativen Therapie zu erklären.

Mir persönlich erscheint deshalb auch die Angst vieler Patienten vor der Antibiotika-Therapie unbegründet. Viele meiner Patienten wurden jahrelang fälschlicherweise gegen rheumatoide Arthritis behandelt, erhielten Cortison und schwerste Antirheumatika, die sowohl ihre Immunabwehr als auch ihre Muskulatur zerstörten. Dabei stellte kein Patient die Frage nach möglichen Schädigungen durch die Medikamente. Anders bei Antibiotika, bei denen häufig schon vor der Einnahme eine Abneigung besteht.

Die einzig größeren Komplikationen durch Antibiotika in meiner Erfahrung waren Allergien, darunter auch schwere Fälle bis hin zum Lyell-Syndrom, die jedoch im Promillebereich liegen.

Die zweite schwere Komplikation ist die postantibiotische Enterokolitis (PAEC), d. h. Durchfall durch Isolierung und Vermehrung des Keims Clostridium difficile. Die Komplikation kann lebensbedrohlich sein, ist jedoch leicht durch entsprechende Medikamente zu beherrschen. Es können also sofort Ge-

genmaßnahmen ergriffen werden, vorausgesetzt, die PAEC wird richtig erkannt. Behandelt wird mit Colidimin, Anaerobex und Vancomycin. Die Abklärung erfolgt durch Nachweis des Toxins von Clostridium difficile in Stuhlproben.

Auch hier liegt die Quote der Komplikationen unter 0,3 %. Das gilt auch für Langzeittherapien.

Grundlegende Ängste vor antibiotischen Therapien sind also unangebracht. Wichtig ist allerdings, dass die Antibiotika-Therapie bei Auftreten der Borreliose so früh wie möglich und so lange wie nötig durchgeführt wird. Es muss das richtige Antibiotikum gewählt werden, fallweise auch eine Kombination mehrerer Mittel. Auf keinen Fall sollten Fluorchinolone verwendet werden, um kein FQAD zu verursachen (dazu später).

Bei chronischen Fällen, also jahrelang bestehenden Borrelienerkrankungen, ist die Therapie natürlich sehr schwierig und langwierig. Auf diese Therapien wird speziell eingegangen.

Was für den Chirurgen bei schweren Infektionen das Skalpell ist, sind die Antibiotika für den Therapeuten der Borreliose. Diese Waffe sollte nicht als Taschenmesser, sondern als Schwert benützt werden: So schnell wie möglich, so hoch wie nötig, so lang wie nötig und mit dem richtigen Antibiotikum.

Fallweise müssen auch Antibiotika-Therapien wiederholt werden.

Behandlung der einzelnen Stadien

Relativ unkompliziert ist die Behandlung des Akutsyndroms, also des Stadiums nach dem Stich mit Auftreten eines Erythema migrans. Wesentlich ist, dass das Erythema migrans erkannt und behandelt wird. In Zweifelsfällen, ob es sich um ein solches handelt, kann die entfernte Zecke auf Borrelien untersucht werden, oder man kann das Erythema selbst untersuchen (Probe durch Haut-Exzision aus dem Erythem). Hier würde man mit der Focus Floating Microscopy-Methode die Keime nachweisen können.

So viel Zeit hat man meist aber nicht, daher muss das Erythema migrans jedenfalls - auch im Zweifel - antibiotisch behandelt werden.

Das Antibiotikum muss über mindestens 3 Wochen verabreicht werden. Als Mittel der Wahl eignet sich ein Tetracyclin, das auch viele Co-Infektionen erfasst und insgesamt sehr gut verträglich ist.

Zusätzlich muss ein Darmschutz gegeben werden, z. B. Antibiophilus oder Yomogi, und ein Leberschutz mit Mariendistel durchgeführt werden. Gleichzeitig sollte man Artemisia annua zur Aufbereitung der Borrelienkeime geben, um Zystenbildung zu vermeiden bzw. Zystenzellen aufbrechen zu können, um die Borrelienkeime selbst überhaupt zu erreichen.

Artemisia annua muss 2 × täglich vor dem Essen eingenommen werden und sollte länger als 3 Wochen über die Antibiotika-Behandlung hinaus beibehalten werden.

Patienten müssen wissen, dass sie bei Tetracyclin-Therapie nicht in die Sonne gehen dürfen und Milchprodukte meiden sollten.

Kindern dürfen wegen der Zahnbildung nicht vor dem 13. Lebensjahr Tetracycline erhalten. Sie sollten bei Auftreten eines Erythema migrans mit Zithromax-(Azithromycin-)Saft behandelt werden. Die Dosierung richtet sich nach dem Körpergewicht. Das Medikament sollte 3 × wöchentlich gegeben werden, beispielsweise Montag, Mittwoch und Freitag, über 3 Wochen, jedenfalls aber bis zum Verschwinden des Erythems. Auch bei Kindern müssen die Schutzmedikamente sowie Artemisia annua verabreicht werden. Bei Unverträglichkeit gegen Zithromax ist Ceclor, auch als Saft und ebenfalls über 3 Wochen, eine gute Alternative.

Auch bei Erwachsenen kann Zithromax 500 3 × 1 wöchentlich über 3 Wochen an Stelle des Tetracyclin gegeben werden

Labor

Wichtig ist es, bereits direkt nach dem Stich und vor der Behandlung eine Laboruntersuchung bzgl. Borreliose und Co-Infektionen durchzuführen, also Borreliose (Elisa und Immunoblot), IgG und IgM sowie Ehrlichien, Bartonellen, Babesien usw.

Warum vor der Behandlung? Bei Auftreten des Stichs kann natürlich noch keine Immunantwort vorhanden sein, diese entsteht erst 6–8 Wochen nach der Infektion. Es gibt jedoch leider Patienten, die schon vorher mit Borreliose in Berührung gekommen sind und bei denen daher der Borrelien-Titer schon im Stadium des Erythema migrans ab dem 1. Tag positiv ist. Daher gilt dieses erste Labor als Vergleichswert vom Beginn der Antibiotika-Therapie.

Anschließend wird die 3-wöchige Antibiotika-Kur durchgeführt, und 6 Wochen nach Beendigung der Antibiotika-Kur sollte eine neuerliche Laborkontrolle erfolgen. Hier müsste die Borrelienserologie negativ bleiben oder, wenn sie schon vorher positiv war, nicht weiter angestiegen sein.

Hilfreich ist auch hier die Abnahme und Beurteilung des CD57-Tests sowie des ELISpot.

Diese Therapie gilt für das akute Stadium. Es gibt jedoch – sogar sehr häufig – Zeckenstiche, die nicht zu einem Erythem führen. Von allen Borrelienpatienten, die man befragt, haben höchstens 50 % überhaupt Erinnerung an einen Stich, und von diesen haben nur etwa 30 % jemals einen roten Hof gehabt.

Das heißt, dass nach Zecken- oder anderen Insektenstichen, wenn plötzlich grippale Infekte auftreten, Patienten sich schlecht fühlen oder auch Gelenksbeschwerden aufweisen, zur Sicherheit das oben besprochene Therapieschema durchgeführt werden sollte: Abnahme des Labors, 3-wöchige Antibiotika-Therapie und 6 Wochen nach Abschluss der Therapie eine nochmalige Laborkontrolle.

Wenn nach der Erstinfektion keine Therapie erfolgt, vergeht das Erythema migrans von selbst, die **Borrelienkeime breiten sich aber im ganzen Körper aus**.

Es kommt dann nach einem mehr oder weniger langen Zeitraum zu Organbefall durch Borrelien und auch zu den verschiedensten Symptomen, wie Kopfschmerzen, Gelenksschmerzen, Herzproblemen, Müdigkeit, Schweißausbrüchen und Gelenksergüssen.

Dann folgt leider meist, wie zu Beginn erwähnt, eine Vielzahl erfolgloser Arztbesuche und Behandlungen, weil stets nur einzelne Symptome berücksichtigt werden, nie jedoch der Patient in seiner Ganzheit beurteilt wird. Dadurch wird die ursächliche Borreliose meist erst spät entdeckt.

Bei vielen Patienten wird zunächst eine rheumatische Erkrankung diagnostiziert (ohne dass jedoch ein Ansteigen der Rheumawerte oder von ANA, ACCP und ANA-Subsets nachgewiesen wäre) und Cortison verabreicht.

Doch auch in diesem Stadium, wenn es nur einige Monate nach dem Stich auftritt, ist die Behandlung noch einfacher als bei der tatsächlichen chronisch persistierenden Borreliose, die unter Umständen erst nach mehreren Jahren entdeckt wird.

Hier kommt nur noch eine Langzeit-Antibiotika-Therapie über 6 Wochen in Betracht. Dabei hängt die Langzeittherapie immer auch von den Co-Infektionen ab, die zunächst erkannt und dann auch behandelt werden müssen.

In einigen Fällen ist es nicht möglich, die Borreliose und die Co-Infektionen gleichzeitig zu behandeln, dann müssen die einzelnen Infektionen hintereinander behandelt werden, immer mit einem antibiotikafreien Intervall von 2–3 Wochen dazwischen zur Erholung der Darmflora.

In allen Fällen mit Co-Infektionen sollte zuerst die Borreliose behandelt werden.

Bei einer normalen Borreliose mit z. B. nur Ehrlichien und Mykoplasmen als Co-Infektion ist meiner Erfahrung nach folgende Therapie empfehlenswert:

In der ersten Woche Azithromycin (Zithromax) 500 mg für 5 Tage 1 × 1 Tablette – also z. B. Montag, Dienstag, Mittwoch, Donnerstag, Freitag. Samstag und Sonntag wird pausiert. Gleichzeitig Artemisia 2 × 1 täglich vor dem Essen, in der Früh und am Abend.

Weiters Antibiophilus 2 × 1 täglich, am besten um 10:00 Uhr und 15:00 Uhr ohne Essen, und danach Legalon um 10:10 Uhr und 15:10 Uhr auch ohne Essen.

Wenn der Patient Probleme mit der Magensäure hat, sollte Pantoloc gegeben werden. Dies jedoch nur bei Beschwerden und 1 × tgl morgens nüchtern.

Wichtig: In der ersten Woche wird noch kein Tetracyclin (Minostad oder Vibramycin) gegeben, um die Herxheimer-Jarische Reaktion, die durch Zithromax entsteht, so gering wie möglich zu halten.

Ab der zweiten Woche wird dann Zithromax nur mehr 3 × 1 wöchentlich verabreicht, beispielsweise Montag, Mittwoch, Freitag, immer zu Mittag nach dem Essen.

Antibiophilus und Legalon laufen weiter, ebenso Artemisia.

Ab der zweiten Woche wird zusätzlich z. B. mit Minostad (Minocyclin) 50 mg aufsteigend begonnen: Am 1. Tag, also beispielsweise Montag, nur 1 Tablette am Abend, am 2. Tag (Dienstag) 1 Tablette in der Früh, 1 am Abend. Ab dem 3. Tag Minostad 50, 1 Tablette in der Früh und 2 am Abend, ab dem 4. Tag 2 Tabletten Minostad in der Früh und 2 am Abend. Auch hier kann es nochmals zu einer Herxheimer-Jarischen Reaktion kommen.

In den ersten 2 Wochen verschlechtert sich der Zustand der Patienten in der Regel. Dies ist wichtig für sie zu wissen, da sie sonst meinen, eine Allergie zu haben. Auch hier ist aufgrund der Tetracyclin-Gabe wieder auf mögliche Sonnenallergie und Milchallergie hinzuweisen.

Die Therapie wie in der 2. Woche setzt sich nun 4 weitere Wochen fort, insgesamt also 6 Wochen Therapie.

Dabei müssen wöchentlich Leber- und Nierenwerte (GOT, GPT, Gamma-GT, BUN, Creatinin, GFR und CRP) kontrolliert werden. Es kann zur Erhöhung der Leberwerte kommen. Dann muss die Dosis reduziert werden.

Ein- oder zweimal im Lauf der 6-wöchigen Therapie sollte ein EKG durchgeführt werden, um eine Absenkung der ST-Strecke nachzuweisen oder auszuschließen. Zusätzlich sollte in dieser Zeit zweimal eine Ultraschall-Untersuchung des Oberbauchs und der Nieren durchgeführt werden, um Cholestase oder Retentionen auszuschließen oder nachzuweisen.

Nach dieser 6-wöchigen Therapie folgt eine Pause, danach die weitere Einnahme von Artemisia, Kardenwurzel, Cistus und anderen herbalen Präparaten. Bewährt hat sich auch Glutathion, in oraler Form eingenommen. Glutathion bewirkt auch eine Erhöhung der CD57-Zellen (natürliche Killerzellen bzw. NK-Zellen) und eine Vermehrung der Muskelzellen.

Zur Säuberung des Darms sollte Zeolith gegeben werden, besser in Pulver- als in Tablettenform. Auf jeden Fall muss der Darm sich erst erholen. Erst weitere 2–3 Wochen später kann, wenn keine Besserung eingetreten ist, zur Absicherung eine weitere 3-wöchige Therapie mit einem anderen Antibiotikum, wie z. B. Zinnat, durchgeführt und begleitend Artemisia, Antibiophilus, Legalon gegeben werden oder aber die Co-Infektion extra behandelt werden.

Die größten Schwierigkeiten bereitet hier die Behandlung einer *Bartonellen*-Infektion. Hier wurde immer ein Flourchinolon empfohlen, z. B. Tavanic.

Da diese Mittel nicht mehr empfohlen werden, sind Bartonellen ggf. langfristig mit Kombinationstherapien zu behandeln, etwa eine Kombination aus Erythromycin, Minocyclin, Lidaprim und Rimactan. Diese Kombinationen müssen mit dem Patienten abgesprochen werden, Leber- und Nierenwerte sind umso strenger zu kontrollieren.

Typisch für eine Bartonellen-Infektion sind die Striae (Streifen), die im Bereich des Oberkörpers, jedoch auch im Bereich der Flanke oder der Leiste auftreten können (siehe Fallbeispiel 4).

Bei verifizierter *Babesiose* – die in meiner Laufbahn in sieben durch PCR nachgewiesenen Fällen mit Borreliose auftrat –, muss meist mit Clindaymycin per infusionem über 3 Wochen behandelt werden. Ich gebe üblicherweise 900 mg 2 × täglich i. v. Dies ist organisatorisch möglich, da die Patienten meist nicht stationär aufgenommen werden können. Anschließend wird eine Therapie mit Malarone (12 Tage 1 × 1) durchgeführt. Hier kommt es meist zu einer Verbesserung des Zustandes oder sogar zur Heilung.

Schwierigkeiten bereiten auch Co-Infektionen wie *Rickettsien* – sie sind Tetracyclin-sensibel – oder *Coxiella burnetti*, hier müssen die Therapien extrem lang durchgeführt werden.

Beim Auftreten und Nachweis von *Ascaris suum* oder *Toxocara canis* oder beiden Infektionen gemeinsam muss nach Beendigung der Antibiotika-Therapie gegen die Borrelien 18 Tage lang mit Albendazol behandelt werden. Auch hier ist streng auf die Leberserologie zu achten und diese wöchentlich zu kontrollieren, da es durch das Albendazol zu einer immensen Erhöhung des Gamma-GT kommen kann. (Im Fall einer jungen Patientin stieg nach der ersten Woche das Gamma-GT auf 3.000 an.)

Dieser Wert normalisiert sich in der Regel, doch muss das Albendazol sofort pausiert oder beendet werden, nur Legalon verabreicht und leberschützende Maßnahmen ergriffen werden und auch mit Zeolith gearbeitet werden. Gegebenenfalls muss man dann Ascaris suum mehrfach über kürzere Intervalle und mit niederen Dosen behandeln. Eine Behandlung ist jedoch unbedingt erforderlich, da nur dadurch eine Verbesserung erreicht werden kann.

Die Behandlung **chronisch persistierend Borrelienerkrankter**, die die Erkrankung schon viele Jahre haben und vielfach fehlbehandelt wurden – häufig als Rheuma-Fälle mit laufender Rheumatherapie –, wird natürlich mit der Zeit immer schwieriger. Teilweise bestehen schon Gelenkszerstörungen oder massive endogene Depots mit Verdickungen der Schleimhaut. Hier gilt es zunächst die Immunsuppressoren langsam auszuschleichen und gleichzeitig die Antibiotika einzuschleichen.

Das ergibt gelegentlich extreme Fälle der Herxheimer-Jarischen Reaktion mit Schwellungen des gesamten Körpers, Gesichtes sowie Fieberschüben, sodass man das Antibiotikum kurzfristig wieder pausieren und anschließend wieder langsam im Intervall beginnen muss.

Fallweise gelingt es auch nicht, die Immunsuppressiva ganz auszuklammern, weil bereits wirklich Autoantikörper gebildet wurden. Sie müssen dann vorsichtig und niedrig weiter dosiert werden. An sich kommt auch hier das vorher genannte orale Schema zur Anwendung, jedoch ist meist eine parenterale Therapie mit Infusionen notwendig.

Gerade bei den schwierigen Fällen eignet sich vor allem Vibravenoes, da es nicht zu stark wirkt und die Herxheimer-Jarische Reaktion gering gehalten werden kann, wenn Vibravenoes zunächst nur 1 × täglich oder sogar nur 1/2 Ampulle verabreicht und dann nach und nach auf 2 × 100 mg gesteigert wird. Dies sollte zumindest 14 Tage durchgeführt werden. Hier muss der Patient jedoch stationär aufgenommen werden, um auch die Herxheimer-Jarische Reaktion behandeln zu können. Gleichzeitig kann dann zusätzlich ab der 2. Woche mit Zithromax oral begonnen werden.

Es ist jedoch auch möglich, diese Patienten zuerst mit Zithromax-Infusionen zu behandeln: In der 1. Woche 5 Tage hintereinander 500 mg auf 500 ml NaCl in sehr langsamer Infusionsgeschwindigkeit über mindestens 1 Stunde, besser jedoch 2 Stunden. Es kann hier eine sehr starke Herxheimer-Jarische Reaktion auftreten, in diesem Fall muss auch diese Infusion zunächst halbiert werden. Ab der 2. Woche kann Tetracylin 2 × täglich zusätzlich gegeben werden.

Hier können auch durch den Tickplex-basic-Test round bodies nachgewiesen werden.

Bei diesen chronisch persistierenden Fällen ist jedoch fallweise die Therapie frustran, vor allem wenn Depotbildungen in den Gelenken bestehen, da es dadurch immer zu endogener Reinfektion kommt. In einigen Fällen müssen die Depots chirurgisch ausgeräumt werden, da sich sonst die endogenen Reinfektionen wiederholen. Als Operateur sieht man zuweilen sehr dicke Beläge beispielsweise im Kniegelenk (bis zu 5 cm dickes nekrotisches Material), sodass klar ist, dass man in dieses Gewebe mit einem Antibiotikum, und sei es noch so hoch dosiert, niemals hineinkommt.

Sehr schwere Fälle, die sehr lange falsch oder überhaupt nicht behandelt wurden, sind eventuell nicht mehr heilbar. Man kann hier mit Antibiotika nur noch lindernd wirken oder allenfalls die Infektion zum Stillstand bringen, jedoch nicht mehr ausheilen. Bereits zerstörte Gelenke beispielsweise lassen sich durch die Antibiotika-Therapie nicht mehr bessern, sondern sind nur durch Folgeoperationen behandelbar.

Virale Komponenten

Bei der Therapie von Co-Infektionen muss stets auch auf virale Komponenten geachtet werden. Das Borna-Virus beispielsweise kann große Probleme bereiten. Sind also die Borreliosewerte im Labor und auch im Direktnachweis besser und hat der Patient trotzdem große Schmerzen, sollten jedenfalls auch die erwähnten seltenen Infektionen berücksichtigt werden. Eventuell muss hier auch zu anaeroben Mitteln wie Metronidazol (Anaerobex) gegriffen werden, die hier eine wesentliche Hilfe sein können.

Es wird empfohlen, diese Therapien i.v. oder per oral zumindest 14 Tage durchzuführen, dann zu pausieren und anschließend ggf. nochmals zu wiederholen.

Zu erwähnen ist auch, dass es durch die Antibiotika-Therapie, aber auch durch die Borrelienerkankung selbst oder eine begleitende Abwehrschwäche zu Pilzinfektionen kommen kann, die man ebenfalls im Blut nachweisen kann, etwa Candida albicans und Aspergillus fumigatus + niger. Bei entsprechender Erhöhung der Antikörper, der Antigene und bei entsprechender Klinik muss eine Pilztherapie oral oder eventuell parenteral durchgeführt werden.

Trotz dieser Maßnahmen kommt es jedoch immer wieder zum Aufflackern oder zu Rezidiven, oder aber zu erneuter Frühinfektion durch neue Stiche.

Nach erneutem Stich muss, wenn Rötungen auftauchen, aber auch nach Ausbleiben der Rötungen oder bei Krankheitssymptomen, sofort wieder neuerlich antibiotisch therapiert werden.

Wenn Patienten nie richtig gesunden oder sich wiederholt infizieren, muss auch an eine Partnerinfektion gedacht werden. Sowohl die Borreliose als auch zahlreiche Co-Infektionen können vom Partner übertragen werden. Dann ist es sinnvoll, auch den Partner zu behandeln, da es sonst zu einem Ping-Pong-Effekt kommt.

Sehr wichtig ist auch die genaue Kontrolle des Urogenitaltraktes auf Aerobier und Anaerobier wie Prevotella, Trichomonaden, Gardnerella, Mykoplasmen oder Tuberkulose. Hier muss auf jeden Fall immer eine Partnerbehandlung durchgeführt werden.

Allgemein ist bei der Therapie folgendes zu beachten:

Zunächst ist zu gewährleisten, dass die Patienten das Therapieschema verstehen und einen Einnahmeplan haben, dem sie folgen können. Sollte der Eindruck entstehen, dass der Patient die Therapie nicht allein durchführen kann, muss eine Aufsichtsperson beigezogen werden, dieser die Therapie erklärt und die Einnahme von ihr überwacht werden.

Die Gefahr bei der Behandlung besteht, wie schon erwähnt, in der Erhöhung der Leberwerte. Ich habe die Erfahrung gemacht, dass es wichtig ist, die Patienten vor Beginn der Borrelien-Therapie, eventuell auch währenddessen oder danach, wenn die Muskelschmerzen nicht besser werden, zu fragen, ob sie wegen erhöhter Cholesterinwerte Statine einnehmen. Statine können ähnliche Symptome hervorrufen wie die Borreliose und ihre Co-Infektionen, eventuell können sie sogar zu echter Rhabdomyolyse (Zerstörung der quergestreiften Muskulatur, d.h. der Skelettmuskulatur) führen oder auch den Herzmuskel betreffen. In diesem Fall muss die Einnahme der Statine sofort gestoppt werden und als Ersatz zur Cholesterinsenkung Pflanzenpräparate verabreicht werden. Auch Statine erzeugen sehr schlechte Leberwerte, und eine Borreliosetherapie kann nur zielgerecht und gefahrlos durchgeführt werden, wenn die Statine vorher abgesetzt werden.

Dasselbe gilt für Humira. Humira hat eine Vielzahl von Nebenwirkungen, darunter Muskelschwäche und Hepatopathie. Auch hier muss darauf geachtet werden, dass vor der Borrelien-Therapie, auch wenn eine Autoimmunreaktion besteht, Humira zumindest vorübergehend abgesetzt wird.

Bestehen erhöhte Leberwerte, obwohl kein Antibiotikum mehr gegeben wird, muss auch gefragt werden, ob der Patient Diabetiker ist und welche Antidiabetika er einnimmt. Manche Antidiabetika können massive Leberschädigungen hervorrufen und die Leberwerte in die Höhe treiben. Die Kombination von Antibiotikum und Antidiabetikum kann für die Leber sehr schlecht sein. Am besten wird noch vor Beginn der Therapie danach gefragt.

Ebenso muss bei Gabe von Albendazol vorgegangen werden.

Borrelien als Zystenzellen (Persisterzellen)

Bei langfristig chronischen Fällen, die sich über Jahre ziehen und bei denen auch schon Antirheumatika gegeben wurden, bei denen jedoch die Borreliose durch Direktnachweis oder via Tickplex-basic-Test/round bodies nachgewiesen ist, bewährt sich die Kombination von Quensyl 200 mg mit Minocyclin/Minostad (siehe Schema ab Seite 64). Diese Antibiotika-Therapie kann im Intervall über mehrere Wochen durchgeführt werden. Zusätzlich ist stets eine Augenkontrolle, Leber- und Nierenkontrolle erforderlich. Insgesamt ist diese Vorgehensweise jedoch ein guter Weg, um chronische Probleme mit Persisterzellen zu bessern.

Wenn bei Patienten mit Borrelien bereits mehrere Antibiotika-Kuren durchgeführt wurden, der Patient jedoch weiterhin ständig über starke Beschwerden in den Extremitäten klagt, während die Laborwerte aber deutlich besser werden, so muss daran gedacht werden, dass es durch die Borreliose zu einer Nervenschädigung (Direktnachweis der Borreliose im Nerv) gekommen sein könnte.

Es entstehen Kompressionen der Nerven an verschiedensten Engstellen, etwa im Karpaltunnelbereich, am Ellbogen (Nervus radialis profundus) oder im Bereich des vorderen und hinteren Tarsaltunnels. Daher ist bei entsprechenden Beschwerden an diese Möglichkeit zu denken und ein Nachweis zu versuchen.

Dann muss eine EMG/NLG erfolgen und – bei entsprechender Konstellation mit hochgradiger Schädigung des Nervs – eine Operation durchgeführt werden. Antibiotika haben hier keinen Nutzen, auch nicht in hohen Dosen und über längere Zeit. Hier ist nur die Neurolyse sinnvoll. Dadurch kann eine Schmerzerleichterung erzielt werden.

Das heißt, bei therapieresistenten Schmerzen nach ausreichender Borrelien-Therapie sind Nervenkompressionssyndrome der oberen und unteren Extremität, aber auch des Hinterkopfes (Nervus occipitalis major) auszuschließen.

Im Umkehrschluss ist bei rezidivierenden Nervenkompressionen, bei denen mehrmalige Operationen keine Besserung bringen, auch an eine ursächliche Borreliose zu denken und eine Antibiotika-Therapie einzuleiten.

Insgesamt können zur Therapie stets nur Vorschläge gemacht werden. Letztendlich muss bei jedem Patienten die Therapie individuell gestaltet werden, auch abhängig von eventuellen Co-Infektionen. So muss bei manchen Patienten die Antibiotika-Therapie sehr vorsichtig beginnen, weil sie sehr stark auf diese Medikamente reagieren. Grundsätzlich muss jeder Patient als eigener Fall betrachtet werden.

Behandlungsschemata bei vorher erfolgtem Direktnachweis der Borrelien und bei Persisterzellen

Hier können allgemein nur Vorschläge gemacht werden, weil die eigentliche Therapie an den individuellen Fall angepasst werden muss.

Grundsätzlich sind Langzeittherapien zu empfehlen, weil bei chronisch persistierender Borreliose die Keime überall in den Geweben vorhanden sein können und dort auch Zystenzellen bilden (siehe Therapieschema bei Organbefall, S. 63).

Diese Zystenzellen sind sehr schwer erreichbar, und durch Langzeittherapien erreicht man nur, dass sie sich noch stärker abkapseln. Daher habe ich Langzeittherapien, also eine Antibiotika-Gabe über länger als 6 Wochen, in diesen schwierigen Fällen nur sehr selten durchgeführt. Jedoch ist es wichtig, die Therapien gegebenenfalls im Intervall durchzuführen: beispielsweise 3 Wochen, dann ein antibiotikafreies Intervall von 2 Wochen, gefolgt von 3 Wochen Therapie, 2 Wochen ohne Antibiotikum und schließlich evtl. nochmals 3 Wochen Antibiotikum. Durch das Intervall ohne Antibiotikum ist es möglich, dass sich die Zystenzellen regenerieren und aktive Borrelienkeime entstehen, die man mit der neuerlichen Antibiotika-Gabe vielleicht erreichen kann. Antibiotika wirken nur auf sich teilende Keime.

Wer hier skeptisch ist, dem möchte ich folgende Erfahrungen berichten:

Ich habe bei mehreren Patienten über Jahre immer wieder, wenn es zu Schüben kam, histologische Befunde aus Gelenken oder Sehnenscheidengewebe genommen. Dabei zeigte sich immer wieder aufs Neue, dass die Borrelien direkt im Gewebe nachweisbar waren. Grund genug, erneute Antibiotika-Therapien durchzuführen.

Möglicherweise muss dabei das Antibiotikum gewechselt werden, da Resistenzen bestehen können. Jedoch beweisen die Direktnachweise über viele Jahre, dass die vorhandenen Borrelien entweder die Betroffenen aus dem Inneren reinfiziert haben oder eine ursprüngliche Infektion weiterbestand, die der Behandlung bedurfte. In beiden Fällen ist eine Intervalltherapie in Betracht zu ziehen.

Zusätzlich ist zu bedenken, dass die Bakterien Biofilm bilden können und dann noch schwerer zugänglich sind. Der Biofilm ließ sich ebenfalls mit der Focus Floating Microscopy-Methode nachweisen. Auch hier wären unbedingt Intervall-Therapien in Betracht zu ziehen.

Zusammenfassend sei gesagt: Bei chronischen Verläufen, bei Rezidiven, bei ständigen Muskelschmerzen und bei Nachweis von Co-Infektionen wie Bartonellen, Chlamydien und bei echtem Nachweis von Zystenzellen (round bodies – Persister-Zellen) durch einen Tickplex-basic-Test sollte, wenn zuvor schon Antibiotika-Therapien stattgefunden haben, ein bestimmtes Schema zur Anwendung kommen (Göttinger Schema).

Es handelt sich um die Kombination eines Tetracyclins (Doxycyclin, eventuell bei neurologischen Symptomen auch Minocyclin, da es besser liquorgängig ist) mit Hydroxychloroquin (Quensyl). Dabei ist zu beachten, dass Chloroquin eine sehr lange Halbwertszeit von 30–60 Tagen hat.

Ich habe immer bzw. fallweise variierend zur vorher durchgeführten Therapie, je nach zu erwartendem Befall und Lokalisationen, entweder Doxycyclin 2 × 100 mg oder Minocyclin (Minostad) 2 × 2 à 50 mg verwendet, dazu Hydroxychloroquin.

Wird Hydroxychloroquin angewandt, so muss auf jeden Fall vorher die 6-Hydroxy-phosphat-Dehydrogenase im Serum bestimmt werden. Besteht ein Mangel, darf Hydroxychloroquin nicht verwendet werden, da es sonst zur Hämolyse kommt.

Schema

Beginn mit Tetracyclin. Im Fall von Vibramycin zunächst 1 × täglich Doxycyclin 100 mg, ab dem 2. Tag 2 × 1 Doxycyclin 100 mg für 10 Tage.

Wird jedoch wegen der Liquorgängigkeit Minocyclin verwendet, muss langsam aufsteigend begonnen werden, um eine zu starke Herxheimer-Reaktion zu vermeiden:

Tag 1	Minocyclin in der Früh 0, am Abend 1
Tag 2	1 Tablette 50 mg in der Früh, 1 am Abend
Tag 3	1 Tablette in der Früh, 2 am Abend
Ab Tag 4	2 × 50 mg in der Früh, 2 × 50 mg am Abend

Ab dem 11. Tag kommt Chloroquin (Quensyl) 200 mg dazu. Es sollten nach meinen Erfahrungswerten 3 Tage hintereinander 1 × 200 mg zu Mittag gegeben werden.

Anschließend wegen der langen Halbwertszeit jeden 3. Tag 1 Tablette 200 mg zu Mittag.

Dieses Schema hat sich bewährt, da hierdurch keine Kumulation von Tetracyclin und Chloroquin besteht, indem die Tetracycline am Abend und Chloroquin zu Mittag gegeben werden.

Zusätzlich ist Antibiophilus oder andere Probiotika als Darmschutz sowie Mariendistel als Leberschutz einzusetzen.

Leber- und Nierenwerte sowie eventuell CRP und D-Dimere müssen wöchentlich kontrolliert werden.

Diese Therapie wird je nach Veränderungen im Blutbild 3–4 Wochen lang angewandt. Anschließend folgt eine 2-wöchige Pause, dann nochmals im Intervall ein weiterer 3- bis 4-wöchiger Zyklus der oben genannten Kombination.

Eventuell kann diese Kur noch ein 3. Mal ebenfalls für 3 Wochen gegeben werden.

Wichtig ist, dass aufgrund der Nebenwirkungen von Chloroquin immer auch augenärztliche Kontrollen erfolgen.

Diese Therapieschemata sind dem Göttinger Schema und den Leitlinien der deutschen Borreliengesellschaft nachempfunden.

Wie immer gilt: Jede Therapie muss individuell gestaltet werden, je nach den Co-Infektionen und abhängig von den Antibiotika, die der Patient schon erhalten hat. Außerdem sind allfällige Allergien zu beachten.

Sonderfall FQAD-Syndrom

FQAD steht für Fluoroquinolone-Associated Disability. Das bedeutet, dass nach der Einnahme von Fluorchinolonen gravierende Krankheitsbilder entstehen können, die unbehandelbar sind. Fluorchinolone setzen sich in den Zellwänden der Bakterien fest und zerstören die Erbinformation. Leider kann dieser Wirkmechanismus auch dazu führen, dass Körperzellen des Patienten zerstört werden. Auf 1.000 Patienten, die Fluorchinolone einnehmen, kommt 1 Fall von FQAD.

Leider werden trotz dieses Risikos Fluorchinolone auch heute noch häufig verabreicht, z. B. in der Urologie, Gynäkologie oder Pulmologie. Etwa 16 % aller Antibiotika-Gaben sind Fluorchinolone. Dabei ist nicht nachvollziehbar, dass sie überhaupt noch zugelassen sind und auch nicht, warum die Ärzteschaft sich nicht stärker über die schweren Folgen der Einnahme informiert.

Die häufigste bekannte Nebenwirkung ist das neurotoxische Syndrom (akute Verwirrtheit, Unruhe, Schlaflosigkeit, Depression, Panikattacken). Dieses kann so schwerwiegend sein, dass es zu Selbstmorden kommt. Häufig sind auch spontane Sehnenrupturen, vor allem der Achillessehnen.

Auch hier gilt daher: Wenn es Patienten auch nach Borrelien-Therapien nicht besser, sondern schlechter geht, ist nachzufragen, ob sie in der Vergangenheit einmal oder mehrmals Fluorchinolone bekommen haben. Auch die einmalige Dosis kann bereits FQAD hervorrufen.

8 Begutachtung

Borreliosefälle werden von der Versicherung als Unfall behandelt. Als Voraussetzung für Versicherungsleistungen gilt ein medizinisches Gutachten. Bei der Begutachtung von Borreliosefällen liegt allerdings einiges im Argen.

Für die private Unfallversicherung gilt die Borreliose an sich nur als Unfall, wenn sie nachweislich von einer Zecke übertragen wird und Dauerschäden hervorruft. Dann werden die Dauerfolgen, die infolge der Erkrankung aufgetreten sind, in der Regel laut den allgemeinen Unfallversicherungsbedingungen entschädigt. Dabei hat der Patient die Pflicht, den ursprünglichen Vorfall nach erfolgter Borreliose-Diagnose so schnell wie möglich zu melden.

Bestehende Dauerschäden sind der Versicherung ein Jahr nach dem Ereignis zu melden.

Ein medizinischer Gutachter im Auftrag der privaten Unfallversicherung untersucht den Betroffenen dann bzgl. der möglichen Dauerfolgen. Außerdem hat der Betroffene nach der ersten Begutachtung die Möglichkeit, innerhalb einer Vier-Jahres-Grenze ab Unfall um eine Nachuntersuchung anzusuchen. Dies gilt für die private Unfallversicherung und entspricht den AUVB (allgemeinen Unfall-Versicherungsbedingungen).

Außerdem gilt die Borreliose für bestimmte Berufsgruppen als Berufserkrankung, insbesondere für Tätigkeiten im Freien: für Bauern, Bundesheersoldaten, Forstarbeiter und andere Berufsgruppen, wie etwa Gärtner.

Hier gilt nicht die Bedingung, dass ein Zeckenstich nachgewiesen werden muss, sondern die Borreliose an sich gilt als Berufserkrankung und ist in diesem Fall auch meldepflichtig. Hier wird im Regelfall nach Antrag des Patienten wiederum von einem Gutachter entschieden, ob Dauerfolgen entstehen und ob die Berufskrankheit anerkannt wird. Dabei gilt keine Vier-Jahres-Grenze, sondern es kann immer wieder im Falle einer Verschlechterung des Zustandes oder bei Neuinfektion um eine neuerliche Begutachtung angesucht werden.

Das Problem in beiden Fällen liegt darin, dass die Erkrankung von unterschiedlichen Fachrichtungen beurteilt werden kann, etwa von Dermatologen, Orthopäden, Internisten, Augenärzten oder Neurologen. Denn die einzelnen Symptome fallen unter verschiedene Fachrichtungen, und daher gibt es nur wenige Ärzte, die eine Borreliose im Gesamtzusammenhang begutachten können.

Dies führt dazu, dass die Begutachtungen immer wieder von Ärzten durchgeführt werden, die weder Borreliose regelmäßig behandeln, noch sich theoretisch mit dieser Erkrankung beschäftigen, Fortbildungen zum Thema besuchen oder in entsprechende medizinische Gesellschaften eingebunden sind. Auch in der Ausbildung zum Gutachter wird die Borreliose völlig vernachlässigt.

Hier liegt meines Erachtens die große Schwachstelle in der Begutachtung. Ein Patient, der im wahrsten Sinn des Wortes schon durch die Borreliose vorgeschädigt ist, wird von einem Gutachter untersucht, der veraltetes Wissen und/oder überhaupt keine Erfahrung als Behandler der Borreliose hat.

So verlaufen diese Verfahren meist zu Ungunsten der Patienten, und es ist in Österreich äußerst selten, dass die Borreliose als Berufserkrankung anerkannt oder bei der privaten Unfallversicherung als Ursache für Dauerschäden eingestuft wird.

Meist werden fälschlicherweise degenerative Erkrankungen oder Vorschäden als Ursache angenommen, und so wird dem Patienten nicht nur häufig bei Diagnostik und Therapie, sondern auch bei der Begutachtung geschadet.

Tatsächlich lassen sich nur schwer eindeutige Kriterien zur Begutachtung der Borreliose finden, doch es ist möglich. Dazu müssen einige Hilfsparameter beigezogen werden.

Zunächst gilt es sämtliche andere mögliche Ursachen, die zu Dauerschädigungen der Gelenke, der Nerven, des Herzens usw. führen, auszuschließen.

Außerdem sind einige objektive Kriterien genau zu beachten, wie sie auch von den US-amerikanischen Centers of Disease Control vorgegeben werden. Zusammengenommen ergeben sie einen Score, der einen Hinweis gibt, ob eine Borreliose den jeweiligen Dauerschäden zugrunde liegen könnte:

Kriterium	Beurteilung
Zeckenexposition im Endemiegebiet	1 Punkt
Positive Anamnese (Zeckenstich mit Rötung; Zeckenstich ohne Rötung)	
Krankheitssymptome (typische systemische Symptome, andere Diagnosen ausgeschlossen)	2 Punkte
Arthritis	1 Punkt
Neuritis (z. B. Fazialisparese, Bannwarth-Syndrom)	2 Punkte
Erythema migrans	7 Punkte
ACA (durch Biopsie bestätigt)	7 Punkte
Positive Serologie	3 Punkte
Mikroskopische Gewebeuntersuchung (z. B. alt: Silberfärbung; neu: FFM mit Nachweis der Borrelien direkt in den Geweben)	7 Punkte
Positive Kultur	4 Punkte
Borrelia burgdorferi-Antigen gefunden (z. B. ELISpot)	4 Punkte
Herzprobleme (wenn alle anderen Ursachen ausgeschlossen sind)	1 Punkt
Veränderung des Ohres und des Auges (wenn alle anderen Ursachen ausgeschlossen sind)	1 Punkt

Entsprechend der Punktezahl erfolgt die Beurteilung:

Über 10 Punkte Eine Borreliose ist mit an Sicherheit grenzender Wahrscheinlichkeit vorhanden.

7–10 Punkte Eine Borreliose ist sehr wahrscheinlich.

5–6 Punkte Eine Borreliose ist möglich.

4 oder weniger Punkte Eine Borreliose ist unwahrscheinlich.

Der Direktnachweis der Borreliose im Gewebe durch die FFM-Methode gilt hierbei als Vollbeweis, dass mit an Sicherheit grenzender Wahrscheinlichkeit eine Borreliose vorliegt.

Wenn nun noch positive Laborbefunde wie Elisa und Immunoblot sowie der CD57-Test vorhanden sind, unterstützt dies die Sicherheit.

Bestehen Dauerschäden im Bereich der Gelenke, des Herzens, des Auges oder einem anderen der oben genannten Bereiche, so sind diese Dauerschäden der Borreliose zuzuordnen.

Dieses Schema kann Gutachtern helfen, die Borreliose zumindest objektiver zu bewerten als bisher.

Wie schwierig sich die Anerkennung der Borreliose durch die Versicherung nach wie vor für Patienten gestaltet, wird im Fallbeispiel 5 ab Seite 95 gezeigt. Dabei spielt es eine große Rolle, dass man schon bei der Meldung des Schadens richtig vorgeht.

Darüber hinaus gibt es auch von Verwaltungsseite Handlungsbedarf: Die Bedingungen sowohl der gesetzlichen als auch der privaten Versicherungen müssen hier angepasst und umgestaltet werden, eventuell sogar europaweit.

9 Verhalten bei Zeckenstich

Primär gilt: Der beste Schutz ist der Schutz vor Zecken.

Zecken fallen in der Regel nicht von Bäumen, sondern werden durch direkten Kontakt im Unterholz, Gebüsch bzw. auch schon auf der Wiese auf den Menschen übertragen. Am besten ist es daher, Gebüsch und hohes Gras zu meiden und freie Wege zu benützen.

Gerade für Berufsgruppen, die im Freien, im Wald oder auf dem Feld tätig sind, ist das natürlich nicht einfach. Hier ist eine Exposition sehr wahrscheinlich.

Ist ein Aufenthalt im exponierten Gelände nicht vermeidbar, sollte man sich anschließend sofort selbst nach Zecken absuchen, duschen und speziell Stellen mit weicher Haut wie die Innenseite des Oberschenkels, Geschlechtsteile, Achselhöhlen usw. untersuchen.

Wenn eine Zecke eingedrungen ist und sich festgesetzt hat, spielt die Tragezeit kaum eine Rolle. Bedenkt man, dass bei Bremsen und anderen Mücken ein kurzer Stich ausreicht, um Borrelien zu übertragen, dürfte es für eine Infektion ausreichen, dass sich die Zecke für ein paar Minuten angesaugt hat.

Jedenfalls gilt: Die Zecke muss so rasch wie möglich entfernt werden. Dies kann mit speziellen Zeckenentfernungszangen oder Pinzetten erreicht werden (siehe Abbildung auf S. 99).

Hier gehen die Meinungen auseinander. Meiner Erfahrung nach ist es am einfachsten, die Zecke mit einer Zeckenentfernungszange durch Drehen entgegen dem Uhrzeigersinn zu entfernen. Der Kopf bleibt so in der Regel nicht im Gewebe.

Bleibt der Kopf der Zecke doch im Gewebe zurück, ist eine Entfernung meist nur durch einen Arzt möglich.

Zum Verhindern einer Infektion nach erfolgtem Stich, ein – etwas provokanter – Vorschlag aus eigener Erfahrung:

Ich weiß, dass nach einem Zeckenstich die Borreliose nicht nur über den Blut- oder die Lymphwege weiter transportiert wird, sondern die Zecke auch in die Weichteilgewebe perforiert und dort weiterwandert.

Wenn man also eine Zecke bemerkt und sehr rasch handelt, dann kann man die Hautstelle um den Zeckenstich ausschneiden und die Zecke noch liegend mit der Haut zur histologischen Untersuchung zum Direktnachweis schicken. Mit Hilfe dieses Nachweises lässt sich erkennen, ob Borrelien im Gewebe sind.

Die Probe aufs Exempel habe ich selbst durchgeführt, als ich eine Zecke am rechten Ellbogen hatte. Dabei wurde mir die Haut um den Stich spitzovalär ausgeschnitten und die Haut sowie die Zecke zur histologischen Untersuchung nach Innsbruck geschickt (vgl. Abbildungen auf S. 99 und 100). Sowohl Haut als auch Zecke waren in diesem Fall negativ, daher musste keine Antibiotika-Therapie durchgeführt werden.

Bei einer anderen Patientin habe ich bei einem frischen Zeckenstich die Zecke eingeschickt. Die Haut um die Eintrittspforte wurde nicht rot, aber das Ergebnis der Zeckenuntersuchung zeigte Borreliose-Keime im Darm und in der Speicheldrüse der Zecke. Die Patientin musste für 3 Wochen antibiotisch behandelt werden.

Das legt die Annahme nahe, dass man durch frühzeitiges Ausschneiden der infizierten Hautstelle den Infektionsmodus unterbrechen kann. Auch wenn dieses Vorgehen nie Therapie der Wahl werden kann, wäre es den Versuch eines solchen Nachweises wert, wenn sich damit ein Borreliose-Fall vermeiden lässt.

Abschließend noch zu der Frage, ob nach Entfernung der Zecke sofort eine Therapie begonnen werden sollte oder ob es sich empfiehlt, zuzuwarten.

Grundsätzlich gilt: Die Therapie sollte so schnell wie möglich begonnen werden. In der Regel wird abgewartet, ob eine Rötung entsteht, und dann antibiotisch behandelt, aber wie der oben geschilderte Fall zeigt, kann auch bei Biss einer infizierten Zecke die Eintrittspforte weiß bleiben.

Wie erwähnt, kann die Zecke – wenn vorhanden – auf Borrelien untersucht werden. Die Auswertung dauert jedoch oft sehr lange, und bis man das Ergebnis erhält, geht wertvolle Behandlungszeit verloren.

Viele Autoren sind der Meinung, dass, auch wenn keine Rötung auftritt, aber klinische Symptome (Kopfschmerzen, grippeähnliche Symptome, Fieber, Schüttelfrost, Gliederschmerzen) vorhanden sind, sofort eine 3-wöchige Antibiotika-Behandlung begonnen werden sollte.

Bedenkt man, dass über 60 % der Zecken Borrelienkeime enthalten und außerdem mögliche Co-Infektionen hinzukommen, ist es jedenfalls sinnvoll, eine Antibiotika-Therapie durchzuführen, auch wenn noch keine Rötung vorhanden ist.

Verschiedene Ansätze sind zu diskutieren. Im Zweifelsfall sollte man jedoch den Weg der Absicherung gehen.

10 Zusammenfassung und Ausblick

Borreliose ist eine Infektionskrankheit, die immer häufiger wird.

In Deutschland gibt es Schätzungen zufolge bis zu 700.000 Neuinfektionen pro Jahr, in Österreich sind es etwa 10 % davon, also an die 70.000 Neuinfektionen. Ernst wird das Thema vor allem dadurch, dass die Krankheit häufig gar nicht oder zumindest verspätet erkannt und behandelt wird.

Daraus resultieren schwere Erkrankungen, insbesondere auch bei Kindern, und meist braucht es mehrere Besuche bei verschiedenen Fachärzten, bis die richtige Diagnose gestellt wird.

Vielfach kommt es auch zu einer Fehldiagnose, wie Rheuma, oder es werden aufgrund der Symptome andere Erkrankungen angenommen und behandelt; solche Behandlungen mit Immunsuppression fördern jedoch nur die Borrelieninfektion und verhindern eine genaue Abklärung.

Leider ist das Wissen vieler Behandler sehr spärlich. Viele Ärzte gehen davon aus, dass es genügt, eine Borreliose 14 Tage lang mit Antibiotika zu behandeln, damit die Infektion nicht mehr vorhanden ist bzw. danach auch nicht mehr auftreten kann. Oft wird auch angenommen, dass ein positiver Labortest auf Borreliose immer alte Infektionen darstellt (sogenannte Serumnarben), und Patienten bekommen gesagt, dass eine Behandlung nicht mehr notwendig sei.

Dabei wird nicht weiter abgeklärt, es werden keine weiteren Untersuchungen oder Kontrollen durchgeführt. Patienten denken dann, dass sie keine Borreliose haben und auch keine mehr bekommen können.

Selbst bei positivem Labor auf Borreliose nehmen manche Ärzte das Ergebnis nicht ernst, und Patienten werden gar nicht erst darüber aufgeklärt, dass eine Borreliose-Serologie im Blut vorhanden ist, und schon gar nicht, dass dieser

Test nicht klar aussagt, ob die Infektion aktiv, chronisch oder nur als Serumnarbe vorliegt.

Das Erstaunliche daran: Niemand würde z. B. an einem positiven HIV-Test zweifeln und kein Arzt würde in diesem Fall einem Betroffenen sagen, die positive Serologie sei harmlos oder müsse nicht behandelt werden.

Anders bei positiver Borrelienserologie. Dabei ist eine unbehandelte Borreliose wie eine Zeitbombe. Sie mag lange Zeit ohne Symptome bleiben, kein Krankheitsgefühl auslösen, und doch kann es bei Störungen der Immunität, bei großem Stress oder anderen zusätzlichen Faktoren, welche die Immunabwehr schwächen, sofort zu einer Aktivierung der Borreliose kommen und schwere Erkrankungssymptome treten auf.

Dann jedoch ist die Diagnose oft schwierig, und wertvolle Zeit ist verstrichen. Denn wie wir gesehen haben, wird bei Auftreten eines Erythema migrans am besten sofort mit der Behandlung begonnen.

Schwieriger ist es, wenn nach einem Insektenstrich nur unspezifische grippeartige Symptome auftreten, aber keine Rötung. Dann wird meist nicht an eine Borreliose gedacht, und so kommt es auch nicht zu der empfohlenen Testung auf Borrelien mindestens 6 Wochen nach dem Stich.

Viele Ärzte haben von sich aus kein Interesse daran, dass eine Abklärung auf Borreliose durchgeführt wird. Es kommt sogar vor, dass Patienten Ärzte auf die Möglichkeit eines Vorhandenseins einer Borreliose aufmerksam machen und die Abklärung verlangen müssen.

Meiner Erfahrung nach ist das Wissen der Patienten oft größer als das Wissen der Behandler.

Dieses Buch sollte Patienten wie Behandler über die Schwierigkeiten der Diagnose von Borreliose aufklären, sodass zumindest die Möglichkeit einer Borrelieninfektion in Betracht gezogen und abgeklärt wird.

Es muss jedoch auch gesagt werden, dass nicht jeder positive Test auf Borreliose behandelt werden muss. Man behandelt nicht das Blutlabor, sondern den Patienten. Das heißt, nur wenn eine dementsprechende Klinik beim Patienten vorhanden ist, ist bei positivem Labor jedenfalls eine Behandlung zu beginnen.

Ist dagegen ein positiver Test vorhanden und bereits eine Behandlung erfolgt, hat der Patient aber keine Klinik, so ist weder eine Antibiotika-Therapie noch eine andere Behandlung erforderlich. Der Patient muss jedoch weiter beobachtet werden.

Besonders schwierig ist die Situation leider gerade bei Kindern. Sowohl die Literatur als auch Berichte von Kongressen deuten darauf hin, dass die Diagnose bei ihnen oft extrem langwierig ist. Fallweise dauert es bis zu 5 Jahre, manchmal sogar länger, bis zur Diagnosestellung, und das trotz typischer Symptome. Häufig sind auch mehrere Besuche bei Ärzten verschiedener Fachrichtungen erforderlich, bis die richtige Diagnose gestellt wird, da auch hier meist nur die Symptome behandelt werden und nicht auf die mögliche Ursache eingegangen wird. Vor allem bei Kindern sollte daher immer an eine Borreliose gedacht werden, auch wenn vorher kein Erythema migrans vorlag.

Die schwierigsten Fälle sind jedoch Patienten mit Symptomen vor allem im Bereich der Gelenke, des Herzens, der Augen und der Nerven, bei denen aber die herkömmlichen Laboruntersuchungen negativ sind. Wir können ja die Borreliose eigentlich nur indirekt aufgrund der Antikörperbildung nachweisen. Wenn Patienten jedoch aus verschiedenen Gründen keine Antikörper ausbilden, so ist die Borreliose durch herkömmliche Tests nicht beweisbar. Diese Fälle sind umso gravierender, als die Borrelien mangels Nachweises unbehandelt bleiben und so unbegrenzt und ohne körpereigene Abwehr wachsen können.

Bei der Diagnose muss daher anders vorgegangen werden:

Zunächst ist beim Patienten die genaue Anamnese zu erheben: Lebt er in Waldnähe, verbringt er viel Zeit im Freien, etwa mit Gartenarbeit? Hatte er häufig Insektenstiche oder auch Zeckenstiche, auch wenn sie nicht gerötet waren?

Danach erfolgt die Klinik mit genaueren Untersuchungen, wie Inspektion und Palpation, Stabilitätsprüfungen, aber auch Prüfung der Nerven inkl. Untersuchung beim Neurologen (NLG-Untersuchung).

Außerdem ist die Haut zu inspizieren, ob Rötungen, Granuloma anulare oder Striae vorhanden sind.

Herkömmliche Laboruntersuchungen, wie IgG- und IgM-Elisa sowie Immunoblot, werden wie erwähnt negativ sein. Wenn trotzdem der Verdacht auf Borreliose besteht, dann ist folgendes Vorgehen notwendig:

Andere Ursachen sind auszuschließen, d. h. etwa echte Rheumaerkrankungen, degenerative Erkrankungen, aber auch alte Narben von Unfällen u. Ä.

Falls alle anderen Diagnosen oder möglichen Beschwerdeauslöser ausgeschlossen sind, so kommt schließlich bei entsprechender Klinik nur die Borreliose als Ursache in Betracht, und es sollte ein Behandlungsversuch unternommen werden.

Die genaue Borreliendiagnostik und -therapie hängt dann von den individuellen Symptomen, Co-Infektionen und Vorbehandlungen ab. Unbedingt zu beachten sind die möglichen parasitären Co-Infektionen, die möglicherweise unbehandelt geblieben sind oder gar nicht diagnostiziert wurden. Dazu gehören auch Pilzinfektionen. Wenn diese vorhanden sind, kann ihre Behandlung erst nach erfolgter Antibiotika-Therapie durchgeführt werden.

Bei uneindeutigen Befunden und negativer Serologie besteht immer die Möglichkeit des direkten Nachweises, d. h. durch direkte Probeentnahme an geschwollenen Gelenken oder Hautveränderungen.

Damit kann eine histologische Untersuchung nach Prof. Zelger mit Spezialfärbung und FFM-Methode durchgeführt werden. So ist in einigen Fällen auch bei negativer Borrelien-Serologie ein positiver Direktnachweis möglich und die Diagnose gesichert.

Unbedingt zu fordern wäre die Möglichkeit, bei negativer Serologie, aber Verdacht einer Borreliose direkte Testungen durchführen zu können.

Ausblick

Für die Zukunft hoffe ich auf Entwicklungen, welche die Diagnostik und Behandlung von Borreliose-Patienten erleichtern.

So wird es in Zukunft vielleicht Blutuntersuchungen geben, die Borrelienkeime direkt im Blut nachweisen können. Hier müssen noch viele Versuche, evtl. mit Nanotechnologie, erfolgen, um diese Nachweise zu ermöglichen.

Außerdem wäre die Entwicklung einer Impfung gegen Borreliose ein wesentlicher Schritt. Dies müsste jedoch eine Impfung sein, die wirklich signifikant wirkt und eine bleibende Antikörperbildung ermöglicht.

Mit großer Wahrscheinlichkeit existieren Faktoren, die eine Immunität bewirken können, denn es gibt immer wieder Patienten, deren Verlauf auf eine Immunität hinweist.

Solche Fälle finden sich vor allem bei Jägern, Fischern anderen Personen, die sich viel im Freien aufhalten und die immer wieder von Zecken gestochen werden. Diese Berufsgruppen haben zu einem hohen Prozentsatz Borreliose gehabt und infizieren sich auch häufig erneut. Bei den erwähnten Patienten treten anfänglich Symptome auf, die behandelt werden müssen. Es kommt zu einer klinischen Besserung. Bei Neuinfektionen durch neue Zeckenstiche – teils auch mit Erythema migrans – treten dann aber klinisch keine Symptome auf. Im Labor kommt es zwar zu einer immensen Erhöhung des IgG-Wertes im Elisa-Test – von z. B. 130 (normal 10) bei der Primärinfektion auf z. B. 1.400 bei der Reinfektion – aber die Patienten fühlen sich gut. Eine Behandlung ist hier weder sinnvoll noch notwendig.

Der starke Anstieg der Antikörper im IgG-Bereich deutet meiner Ansicht nach auf eine hohe Antikörperbildung im Sinne einer Immunität hin. Unter Heranziehung dieser Fälle wäre daher zu klären, wie es zu einem derart hohen Titer kommt und wodurch diese Erhöhung des Titers induziert wird. Eine allfällige Impfung müsste diesen Faktor übertragen können, damit es zu hohen IgG-Antikörpern kommt.

Des Weiteren existieren Krankheiten, von denen man vermutet, dass Borrelien sie mit verursachen können, darunter MS, ALS, Fibromyalgie, Morbus Parkinson, Morbus Alzheimer und andere Demenzformen. Hier müsste Forschung betrieben werden, um diese Vermutung zu bestätigen oder wirklich gänzlich auszuschließen.

So habe ich in meinen Vorträgen mehrfach vorgeschlagen, bei Patienten, die infolge von MS oder ALS starben, Proben aus dem Gehirn zu entnehmen und bei diesem Gewebe einen Direktnachweis mit der Methode nach Dr. Zelger durchzuführen. Theoretisch ist dies mit einer Sensibilität von 100 % möglich. Mehr positive Direktnachweise würden die Borreliose als Mitverursacherin bei der Entstehung dieser Erkrankungen bestätigen.

Auch bei gewissen Herzerkrankungen wäre nach dem Tod eines Patienten die Möglichkeit eines direkten Nachweises von Borrelien im Gewebe des Herzens möglich.

Bei Krebspatienten, die eine Chemotherapie benötigten, galt es lange als verpönt, eine Antibiotika-Therapie zusätzlich zu geben, da man annahm, dass es zu einer noch schlechteren Abwehrlage des Patienten käme, dass der Darm unter der Kombination sehr leiden würde und es zu großen Störungen des Mikrobioms kommen könnte. Eine neue Studie von Guenther et al. (2025) am Institut für allgemeine Pathologie der Universität Innsbruck kam jedoch zu dem Ergebnis, dass eine Antibiotika-Gabe bei Patienten mit Bauchspeicheldrüsenkrebs die Überlebensrate verdoppeln würde. Die Studie wurde an 342

Patienten mit Pankreastumoren durchgeführt, und es konnte die Überlebensrate von 28,5 auf 56 Monate verdoppelt werden.

Es hat sich also nicht die Annahme bewahrheitet, dass Antibiotika die Situation verschlechtern; vielmehr ist davon auszugehen, dass Keime auch für die Entstehung von Tumoren eine Rolle spielen, durch die Antibiotika aber eingedämmt werden, sodass sich dadurch die Überlebensrate deutlich verbessert.

Daher wäre es auch spannend, Tumorgewebe – gegebenenfalls posthum – mit der Zelger-Methode auf Keime zu untersuchen und auch hier Borrelien entweder nachzuweisen oder auszuschließen.

Ließe sich damit die Borreliose als jeweilige Krankheitsursache nachweisen, wäre das auch ein wichtiger Schritt in der Therapie der Betroffenen.

Ich selbst habe wiederholt versucht, entsprechende Studien zu initiieren. Leider fehlte es jedoch an der Bereitschaft der Institutionen und auch an Geldgebern. Dennoch bin ich überzeugt, dass sie wesentliche Erkenntnisse bringen würden, ohne hohe Kosten zu verursachen, da sie ohne größeren Aufwand durchgeführt werden könnten.

Zu den Krankheiten, bei denen ein Direktnachweis die Therapie vorantreiben könnte, gehört möglicherweise auch die Morgellons-Krankheit, eine Erkrankung, bei der Patienten u. a. fibröses Material, fallweise auch Bewegung unter der Haut wahrnehmen. Da sie auf entsprechenden subjektiven Wahrnehmungen basiert, gilt sie als selbst diagnostiziert bzw. als psychische Störung und ist wissenschaftlich derzeit nicht als Hauterkrankung anerkannt. Man sieht jedoch Rötungen auf der Haut, die allerdings auch durch Kratzen infolge des Juckreizes bedingt sein könnten. Diskutiert wird, ob es sich um eine parasitäre Erkrankung handelt, sie wird aber auch mit der Borreliose in Verbindung gebracht.

Histologische Proben bei Erkrankten wurden bereits durchgeführt, blieben bisher jedoch durchwegs negativ.

Eine normale Histologie einer Borreliose-Erkrankung ist ohne Direktnachweis durch FFM nicht möglich. Gleiches gilt für das Larvenstadium der Parasiten Ascaris suum, Toxocara canis bzw. catis, Strongyloides oder Dirofilarien, da Larven nicht histologisch nachgewiesen werden können. Auch hier könnte eventuell ein Direktnachweis im Gewebe helfen.

Für die Zukunft müssten also neue Labormethoden entwickelt werden, es müsste aber auch der Direktnachweis der Borreliose viel stärker berücksichtigt werden, sodass Diagnosen nicht mehr auf Basis von Vermutungen gestellt werden, sondern Nachweise möglich sind. Dann ließen sich vermutlich noch deutlich mehr Borrelienfälle als solche erkennen, und die Dunkelziffer der Borreliose würde sinken.

Es bleibt also viel zu tun, um eine exakte Diagnose der Borreliose zu ermöglichen und so bessere Möglichkeiten für eine frühzeitige Therapie zu erhalten.

11 Anhang: Fallbeispiele und Anschauungsmaterial

Fallbeispiele

Fallbeispiel 1

Die betroffene Patientin war beim ersten Nachweis von Borrelien in der Kultur (1994) 32 Jahre alt. Die Rheuma-Serologie war negativ, die Borrelien-Serologie ebenfalls. Starke Schwellung in beiden Kniegelenken, im rechten Handgelenk und im Bereich der rechten Ferse.

1994 wurde bei einer Operation im Bereich beider angeschwollenen Kniegelenke die dicke Schleimhaut aus dem Kniegelenk entfernt.

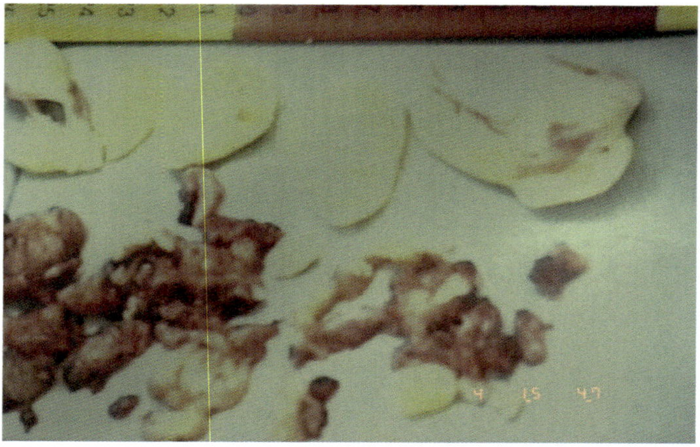

Entnommener Gelenksinhalt beider Kniegelenke. Es zeigen sich hier sehr große nekrotische und teilweise entzündliche Areale.

Das entnommene Gelenksgewebe wurde ans Münchner Pettenkofer-Institut zur Untersuchung geschickt. In der Kultur konnte Borrelia burgdorferi angezüchtet werden. Es war dies der erste eindeutige Borrelienbefund durch Direktnachweis in der Kultur in Gelenken. Der behandelnde Internist erhielt den Befund sowie einen Arztbrief mit der Information, dass es sich eindeutig um Borrelia burgdorferi handelt, obwohl der Laborbefund nicht positiv war.

Daraufhin erhielt die Patientin für 3 Wochen Antibiotika. Anschließend traten die Gelenksbeschwerden wieder auf. Nun dachte man nicht mehr an die Borreliose, die Patientin wurde als Rheuma-Erkrankte (PCP) behandelt.

Zwischen 1994 und 2011 erhielt sie unterschiedliche sehr schwere und teure Antirheumatika (Aprednislon, Ebetrexat, Embrell, Orencia). In der Folge trat eine massive Allergie gegen Antirheumatika auf. Sie erhielt auch multiple Radiosynoviorthesen in verschiedenen Gelenken.

Schließlich kam es zu einer Instabilität der Halswirbelsäule, Versteifung beider Kniegelenke sowie zu einer Atrophie des Frontalhirns. Ab 2011 saß die Patientin im Rollstuhl.

Zu dieser Zeit traf ich die Patientin durch Zufall in einem Krankenhaus. Sie erkannte mich und berichtete mir von dem positiven Borrelienbefund im Direktnachweis. Ich bat sie, ein Borrelienlabor durchzuführen. Elisa-Test und Immunoblot Test auf IgG und IgM waren positiv, ebenso der CD57-Test (stark erniedrigt). Alle Rheumawerte waren auch 2011 negativ.

Indessen waren die Folgen der Gelenksbeschwerden deutlich. Sämtliche Finger der rechten Hand waren deformiert, das Handgelenk mehrfach operiert und steif. Die linke Hand zeigte eine Versteifung des Daumgengrundgelenks, die Finger waren deformiert, die MCP-Gelenke geschwollen. Beide Kniegelenke waren ebenfalls noch weiter operiert worden. Sie waren zu dieser Zeit in 45-Grad-Stellung steif. Die Patientin konnte die Knie nicht mehr belasten und war auf den Rollstuhl sowie wegen der instabilen Halswirbelsäule auf eine Stütze angewiesen.

Es war also eine Verschlechterung sämtlicher Gelenke aufgetreten, da die Immunantwort durch die antirheumatische Therapie unterdrückt war. Über 17 Jahre war nachweislich eine falsche Behandlung erfolgt, weil an die positive Borrelien-Kultur von 1994 nicht mehr gedacht wurde. Eine Verlaufskontrolle des Borrelienlabors wurde nie durchgeführt.

Fallbeispiel 2

Bei diesem jungen Mann wurden 2013 MS-Herde im MRT entdeckt. Er litt immer wieder unter Sehstörungen, Lähmungen und Sensibilitätsstörungen.

Die Diagnose Multiple Sklerose wurde sofort gestellt. Allerdings erfolgte keine Cortison-Therapie, sondern eine Laborkontrolle. Bei sämtlichen Laborbefunden waren Toxocara canis und Borreliose hoch positiv.

Der Patient hatte nicht an die MS-Diagnose geglaubt.

Über ein Jahr führte er dann mehrere Antibiotika-Therapien im Intervall durch. Zunächst gegen die Borreliose und dann gegen Toxocara canis erhielt er 3 × Albendazol über zumindest 18–24 Tage im 3-maligen Intervall. Nach einem Jahr Therapie waren sämtliche Beschwerden vergangen, der Patient fühlte sich sehr wohl. Er hat niemals Cortison oder andere Immunsuppressiva erhalten.

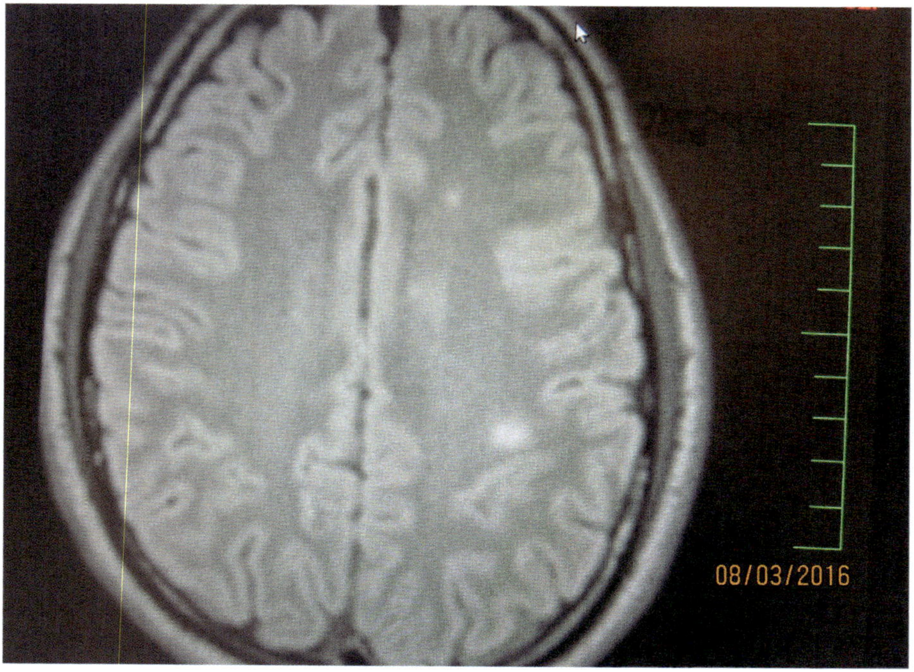

2013: Drei disseminierte Herde sind in der rechten Gehirnhälfte zu erkennen.

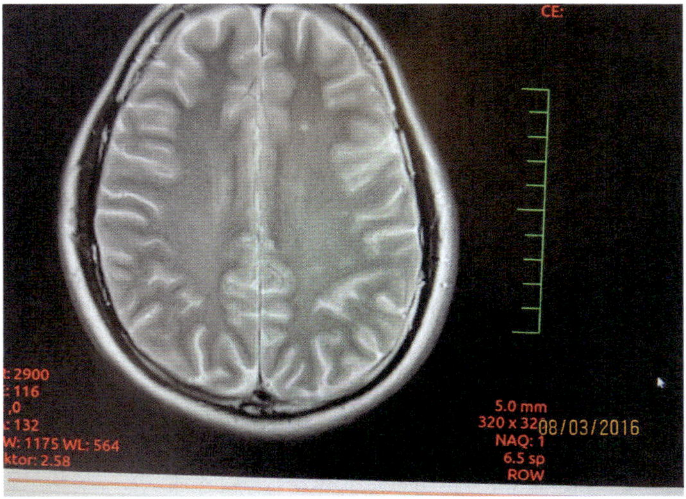

2014: Die disseminierten Herde sind schon sehr viel weniger ausgeprägt. Das Befinden des Patienten ist sehr gut.

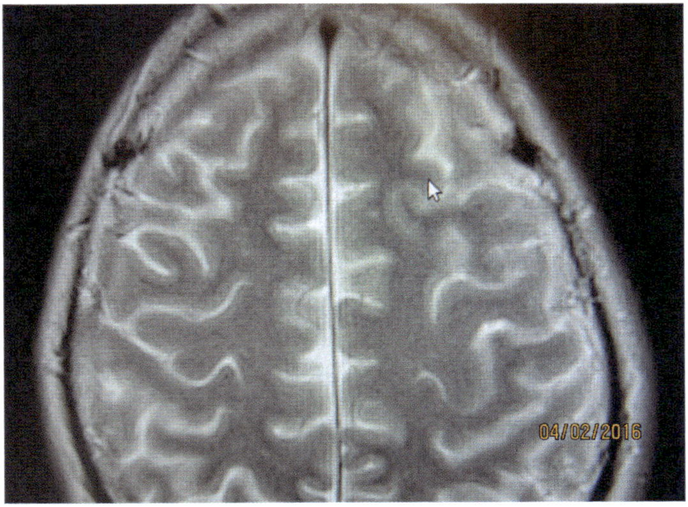

2015, anderthalb Jahre nach der Therapie: Die Herde in der rechten Gehirnhälfte sind nur noch winzig klein, keine neuen Herde sind aufgetreten.

2014 erfolgte eine Sicherheitstherapie mit normalen Antibiotika, dabei erhielt der Patient 3 × 3 Wochen Albendazol. Er unterzieht sich alle 2 Jahre einer Kontrolle. 2019 war er völlig beschwerdefrei.

Fallbeispiel 3

Ein junger Bauer erlitt immer stärkere Lähmungen im Bereich beider unteren Extremitäten. Bei der Behandlung in verschiedenen Universitätskliniken wurde ein seltenes genetisches Leiden festgestellt, das laut Aussagen des Patienten als unheilbar eingeschätzt wurde. Man sagte ihm, er würde früher oder später im Rollstuhl landen.

2015 stellte man eine hoch akute, hoch positive Borreliose- und eine Ascaris-suum-Infektion fest. Zusätzlich wurde eine Muskelprobe aus dem Unterschenkel entnommen. Hier wurde eine Inclusion body myositis festgestellt, die ebenfalls als Erbkrankheit gilt; auch diese Erkrankung ist laut Lehrmeinung idiopathisch und unheilbar.

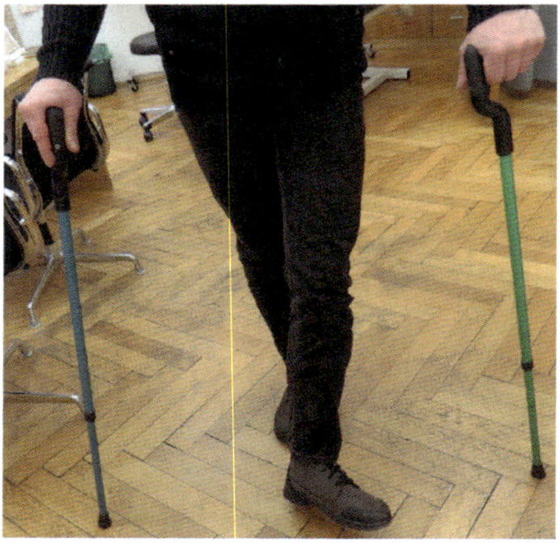

Zu diesem Zeitpunkt konnte der Patient kaum noch gehen, eine Fortbewegung war nur noch mit zwei Gehhilfen und durch schleudernde Bewegung der unteren Extremitäten möglich.

Der Patient erhielt als Borrelien-Therapie über mehrere Wochen Azithromycin und Tetracyclin in Kombination, Artemisia sowie zusätzlich Schutzpräparate und anschließend noch eine 28 Tage dauernde Therapie mit Albendazol. Diese beiden Therapien mussten dann noch einmal wiederholt werden, die Antibiotika-Therapie allerdings nur noch 4 Wochen und die Albendazol-Therapie 3 Wochen.

2016 konnte der Patient schon ohne Gehhilfen stehen. Er bewegte sich noch etwas unsicher und hatte immer die Krücken dabei.

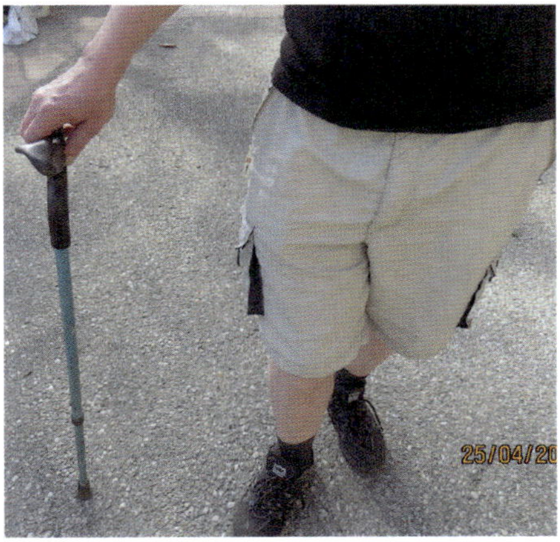

2018: Fortbewegung mit Gehhilfe möglich

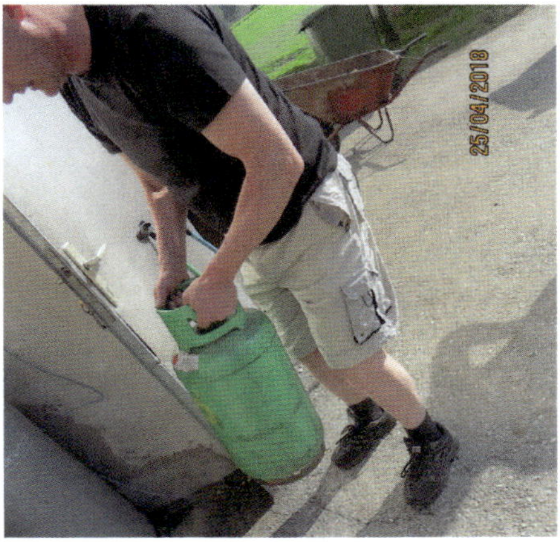

2018: Hocke und Lasten tragen möglich

2018 habe ich den Patienten auf seinem Bauernhof besucht. Er konnte deutlich besser gehen und brauchte nur noch eine Gehhilfe. Außerdem konnte er in die Hocke gehen und schwerere Lasten stabil aufheben.

Auch Ein-Bein-Stand war bereits möglich.

Seinen Bauernhof bewirtschaftet er selbst, außerdem hat er einen großen Fleisch-Truck, den er selbst fahren kann.

Fallbeispiel 4

2016: Der 15-jährige junge Mann litt unter allgemeinem Krankheitsgefühl und Übelkeit. Dann kam es zu einem vollkommenen Nierenversagen. In einem öffentlichen Krankenhaus wurden eine Uveitis und eine interstitielle Nephritis festgestellt. Die Uveitis trat im Zusammenhang mit Kontaktlinsen auf. Die Symptome wurden als TINU-Syndrom eingestuft.

Eine weitere Abklärung fand nicht statt, auch keine inspektorische Untersuchung. Der Patient erhielt sofort Cortison.

Mit dieser Therapie wurde er entlassen. Die Nierenfunktion verbesserte sich leicht. Es kam dann zur Abklärung und schon bei der Inspektion zeigte sich im Bereich des Rückens ein Bild von Striae-Bildung, wie sie typisch für Bartonellen-Erkrankungen ist.

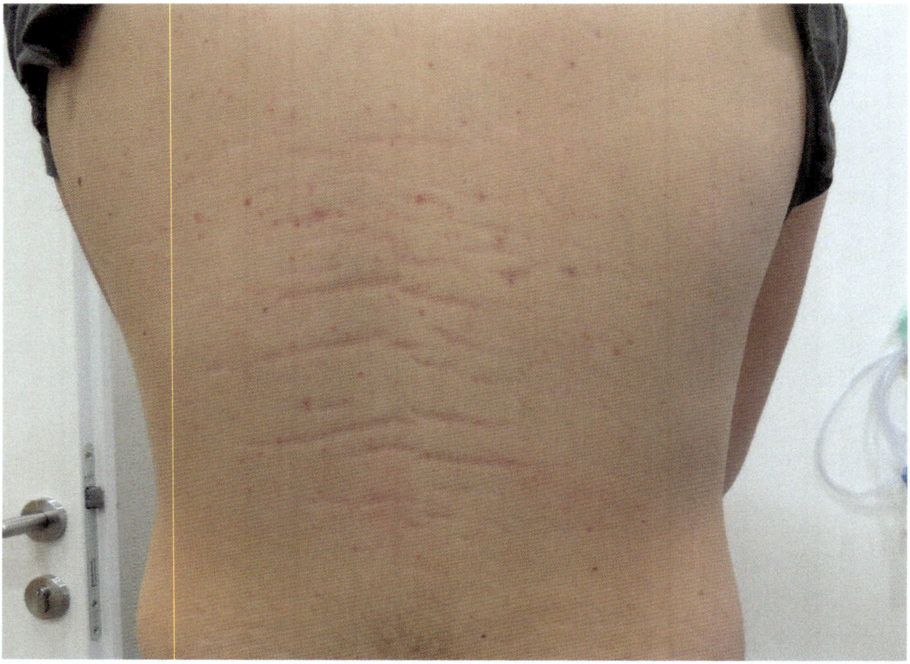

Striae im Bereich des Rückens

Im Labor zeigte sich eine grenzwertige Borreliose und eine sehr hohe Bartonellen-Serologie (IgG und IgM positiv). Wegen seiner schlechten Nierenfunktion erhielt der Patient nur zurückhaltend Antibiotika. Die Behandlung erfolgte mit Azithromycin und Artemisia sowie Schutzpräparaten.

Es kam zur vollständigen Ausheilung der Niere und Wiederherstellung der Gesundheit des Patienten.

Ich habe den Patienten im Jänner 2025 zur Begutachtung einer Sprunggelenksverletzung gesehen. Er arbeitet in einem handwerklichen Betrieb und ist völlig gesund. Eine Laborkontrolle wurde durchgeführt, die Bartonellen-Werte sind in Ordnung.

Fallbeispiel 5

Übersehene Borrelien-Infektion, die über 10 Jahre als Rheuma behandelt wird. Begutachtung für die Unfallversicherung.

Der 33-jährige Patient hatte etwa 15 Jahre zuvor eine Arthritis gehabt. Die Rheumafaktoren waren zunächst nicht, später doch positiv.

Ich hatte den Patienten als jungen Mann von 15 Jahren kennengelernt und schon damals die Vermutung, dass die damals aktuelle Arthritis auf eine Entzündung zurückzuführen wäre.

Er erhielt jedoch über 10 Jahre eine Rheuma-Therapie, die seine Gelenke zerstört hat. Es folgten mehrere Gelenksoperationen mit Versteifungen.

Unter der Rheumatherapie traten plötzlich hohes Fieber und ein starker Erguss im linken Knie auf. Es erfolgte eine Punktion. Das Punktat wurde an die Universitätsklinik Graz geschickt, wo man in der PCR Borreliose feststellte. Außerdem wurde eine Knochenmarkbiopsie vom Beckenkamm durchgeführt, und auch hier zeigte sich das Bild einer Borreliose.

In einem Krankenhaus habe ich den Patienten wiedergesehen. Er berichtete mir, dass er trotz des Befundes noch immer keine Borrelien-Therapie erhielt. Im daraufhin durchgeführten Test waren alle Borrelienwerte (Elisa, Immunoblot, CD57-Test) hoch positiv.

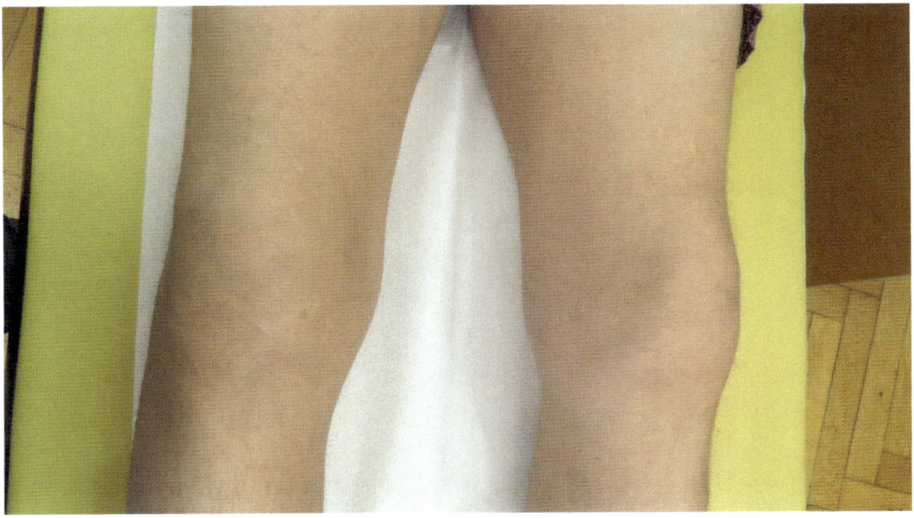

Linkes Knie mit nach wie vor starker Schwellung, die PCR war hier positiv auf Borreliose.

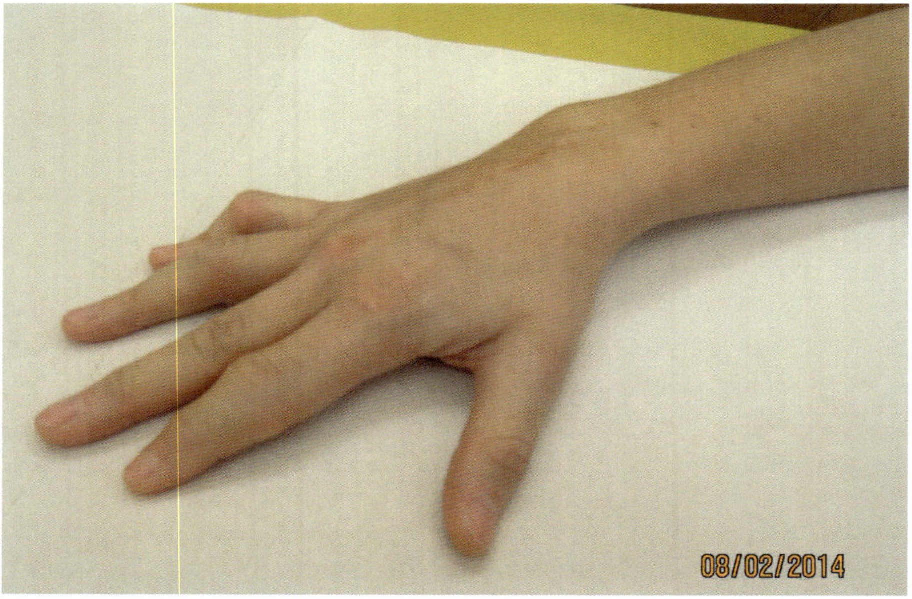

Zustand der Finger nach 10 Jahren Rheumatherapie

Mehrere Gelenke sind versteift. Das Handgelenk wurde ebenfalls operiert und ist nahezu steif. Auch das Ellenbogengelenk ist nach mehreren Operationen stark geschwollen. Es bestehen Veränderungen im Bereich beider Sprunggelenke mit starker Schwellung, auch Veränderungen im Großzehengrundgelenk.

Im November 2014 wurde zunächst eine massive Tendovaginitis an der Beugesehne des 3. Fingers rechts behandelt. Histologisch zeigte die Focus Floating Microscopy eine Häufung von B-Zellen.

November 2015: Der Patient hatte nun im Bereich des rechten Sprunggelenkes ein vorderes Tarsaltunnelsyndrom. Es mussten eine Neurolyse und eine Synovektomie im Bereich des rechten oberen Sprunggelenkes durchgeführt werden. Auch mehrere nekrotische Knochenteile mussten entfernt werden. In der Focus Floating Microscopy zeigten sich wieder vermehrt B-Zellen.

Mai 2016: Operation des linken Ellenbogens mit einer starken Kompression des tiefen und oberflächlichen Astes des Nervus radialis. Es musste eine Synovektomie des gesamten Ellenbogens durchgeführt werden. Es erfolgte auch eine Resektion des Radiusköpfchens. Gleichzeitig Operation des linken Handgelenks mit Synovektomie und auch Resektion des Ulnaköpfchens.

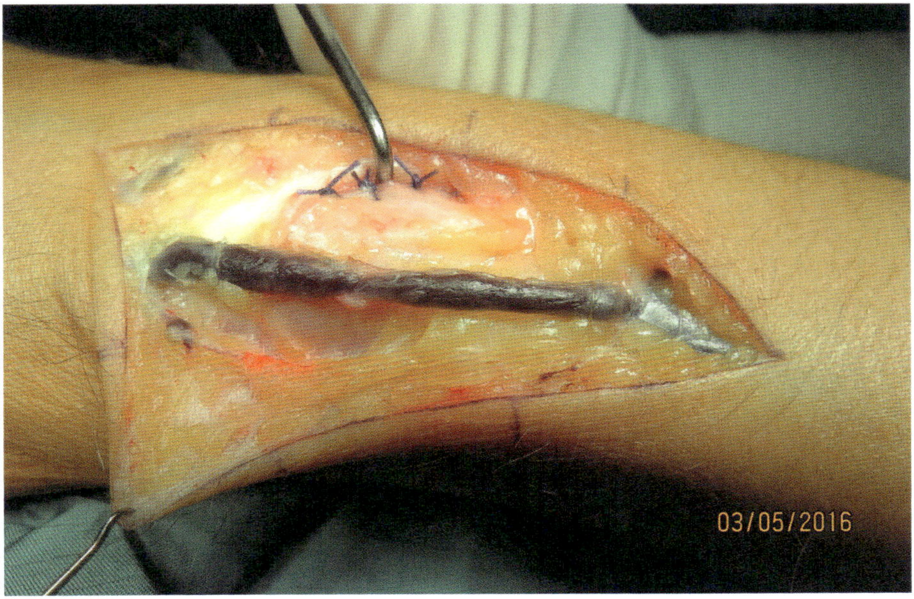

Operation des linken Handgelenks

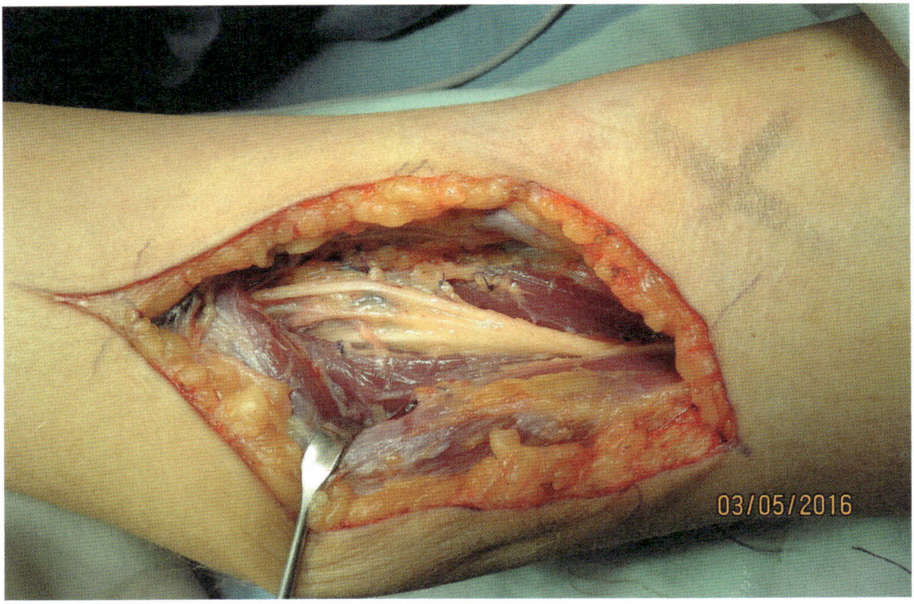

Operation des linken Ellenbogens

Von Ellenbogen und Handgelenk links wurde ein histologisches Präparat eingesandt. In beiden Präparaten war ein Direktnachweis der Borreliose möglich, auch die B-Zellen waren hoch positiv. Es lagen also drei Direktnachweise vor, nämlich vom linken Knie, vom linken Ellenbogen und vom linken Handgelenk.

Dieser Fall ist besonders für die Begutachtung interessant:

Der Patient hatte eine private Unfallversicherung. Die Borreliose gilt als Unfall. Wenn nun von diesem Unfall Dauerschäden bestehen, so ist ein entstandener Dauerschaden entsprechend der Gliedertaxe abzugelten.

Der Patient bat hier um eine Beurteilung. Die private Unfallversicherung lehnte den Fall ab mit der Begründung, dass es sich nicht um eine Borreliose handle, sondern um eine rheumatische Erkrankung.

Der Patient klagte. Als Gutachter wurde Doz. Walter Berghoff beigezogen. Außerdem gab der Patient an, dass er 2012 einen neuerlichen Zeckenstich gehabt hatte. Seit damals habe sich sein Zustand wesentlich verschlechtert.

Aufgrund des Beweises der Borreliose durch die PCR sowie die Direktnachweise stand die Diagnose Borreliose in diesem Fall völlig außer Zweifel. Im Übrigen waren auch alle Laboruntersuchungen positiv.

Doz. Berghoff argumentierte, dass sich der Zustand des Patienten bezogen auf die rheumatische Erkrankung weder signifikant verbessert noch verschlechtert hatte, bis es durch die Borreliose – die der Patient auch der privaten Unfallversicherung meldete – zu einer richtungsgebenden Verschlechterung kam. Dieser Patient war einer der wenigen Fälle europaweit, in denen die Beweisführung lückenlos möglich war und die Borreliose als Dauerschaden entsprechend der Gliedertaxe anerkannt wurde. Er bekam etwa 100.000 Euro als Dauerschaden ausbezahlt.

Anschauungsmaterial

Was tun bei Zeckenstich?

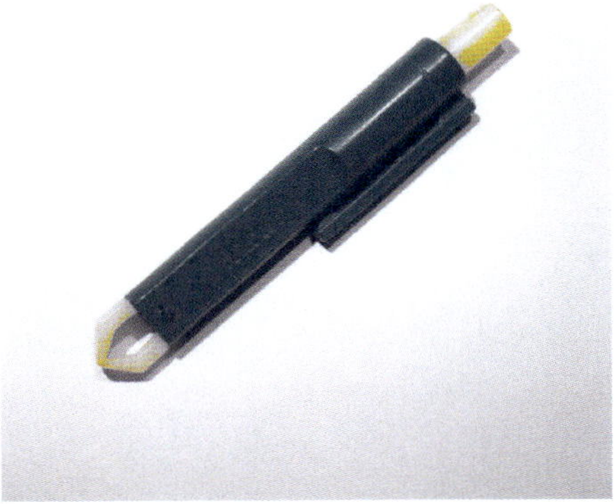

Zeckenentfernungszange

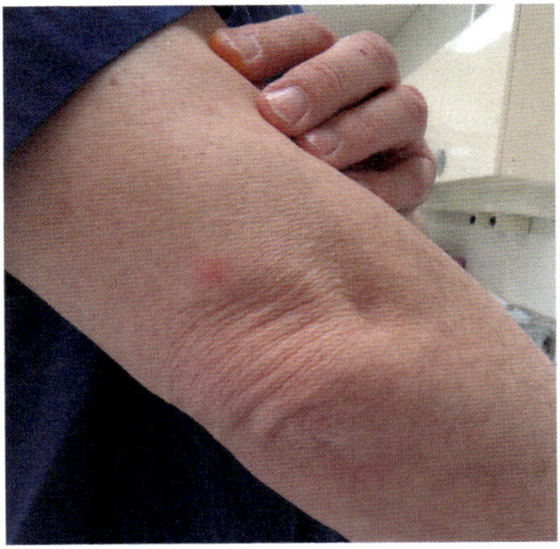

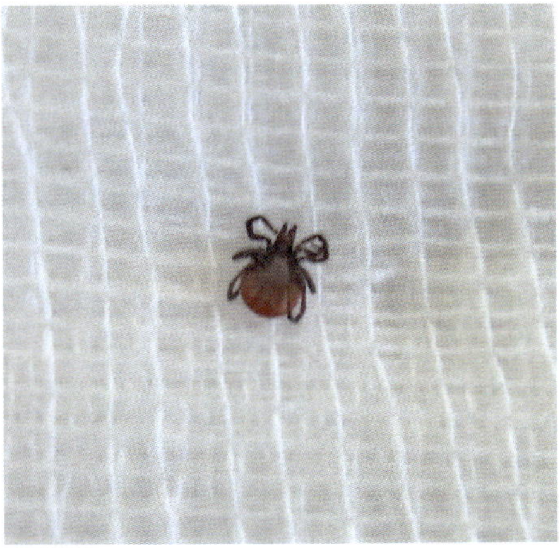

Frischer Zeckenstich am rechten Ellenbogen. Hier wurden die Zecke sowie die operativ entnommene Hautstelle zum Direktnachweis eingeschickt (Selbstversuch; Direktnachweis in diesem Fall negativ).

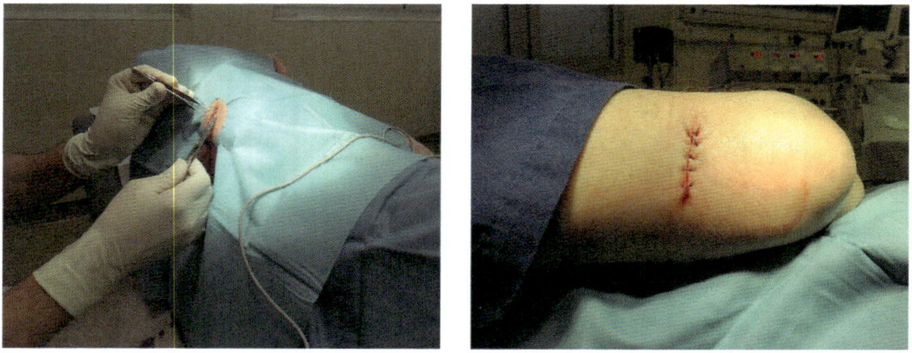

Eingriff zur Entnahme der Hautstelle (Lokalanästhesie) und Ergebnis nach Naht.

Symptomatiken, Nachweis und Behandlung

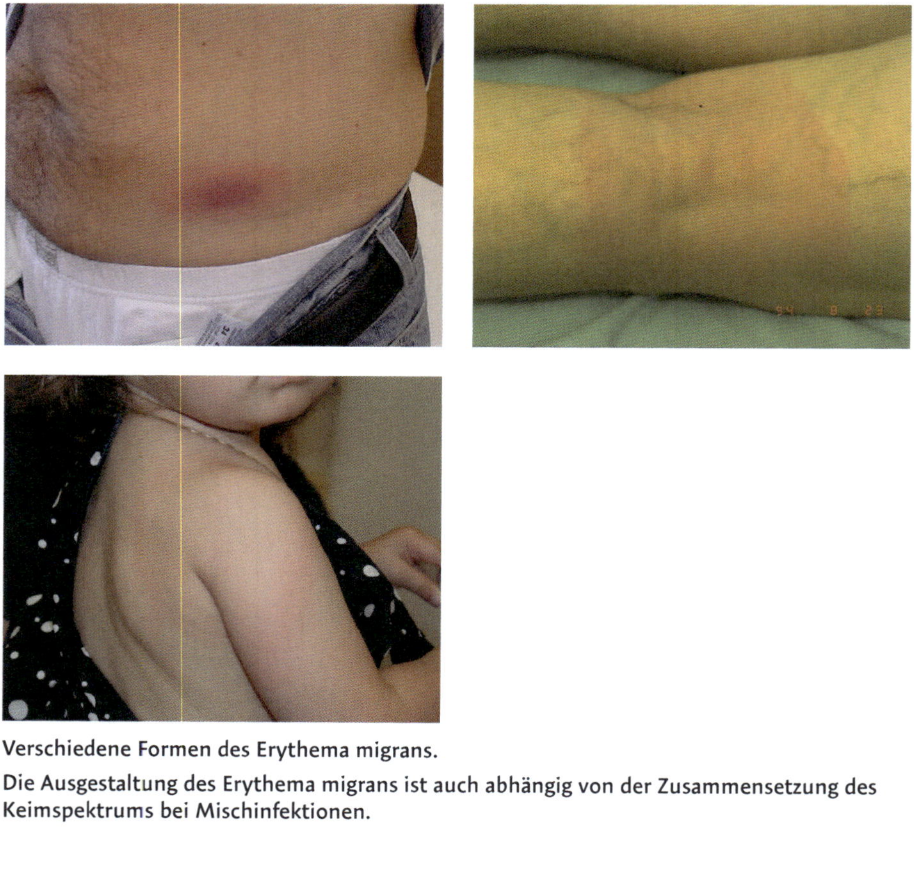

Verschiedene Formen des Erythema migrans.

Die Ausgestaltung des Erythema migrans ist auch abhängig von der Zusammensetzung des Keimspektrums bei Mischinfektionen.

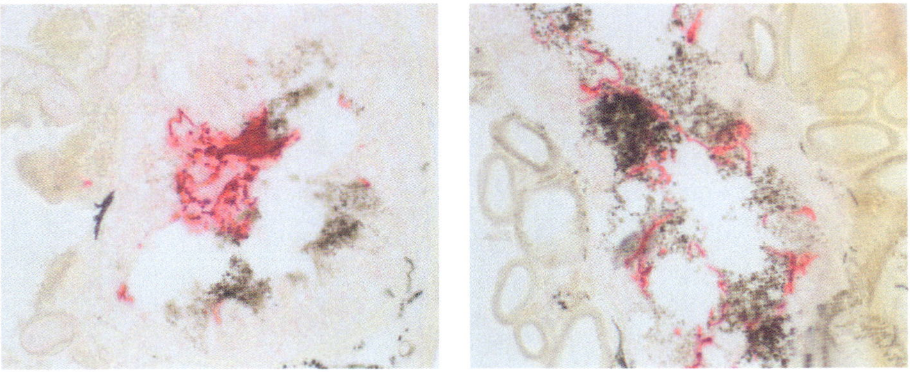

Beispiele für Focus Floating Microscopy, eine Technik von Prof. Bernhard Zelger, die die Borrelien direkt im Gewebe darstellbar macht. (© Mikroskopiebilder mit freundlicher Genehmigung von Prof. Zelger)

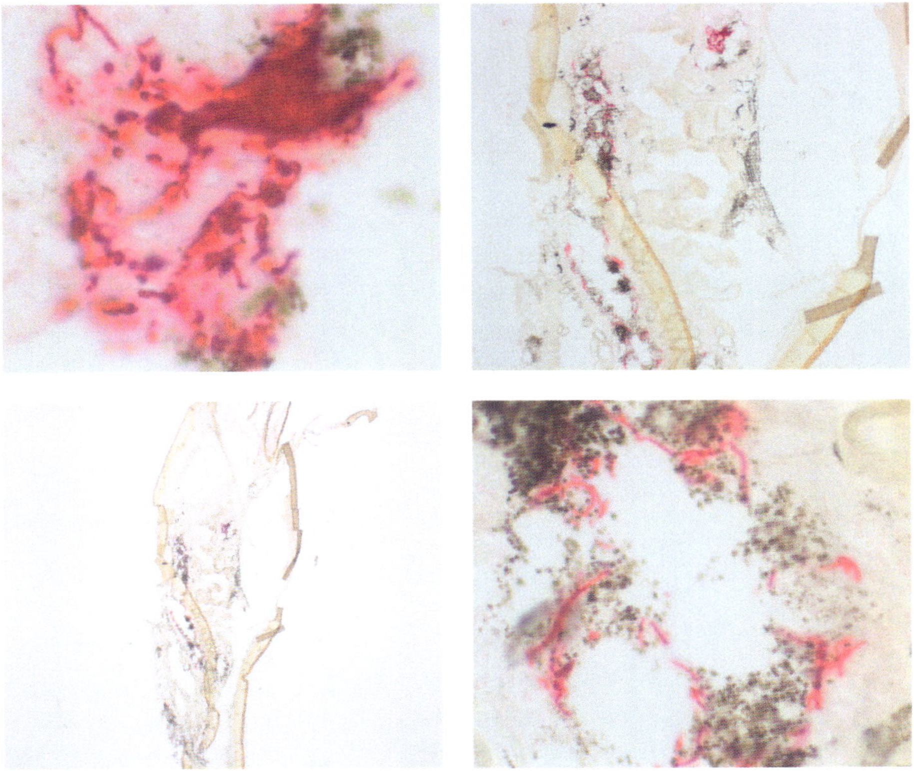

Borrelien (pink angefärbt) im Darm einer Zecke.

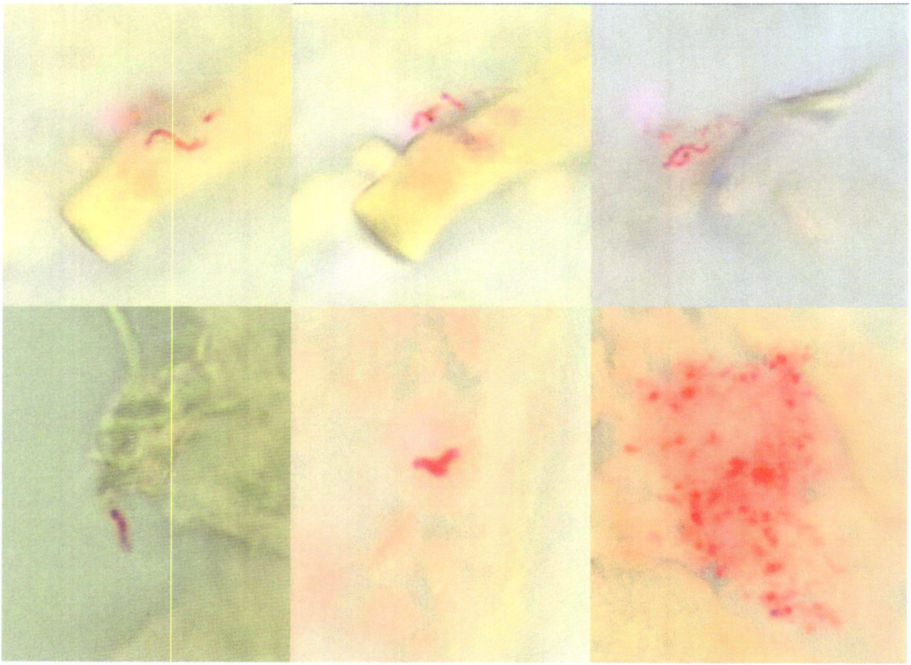

Verschiedene Darstellungen von Borrelien-Befall mit unterschiedlich hoher Keimkonzentration bei Fällen von ACA (Acrodermatitis chronica migrans). Die Borrelien sind pink angefärbt.

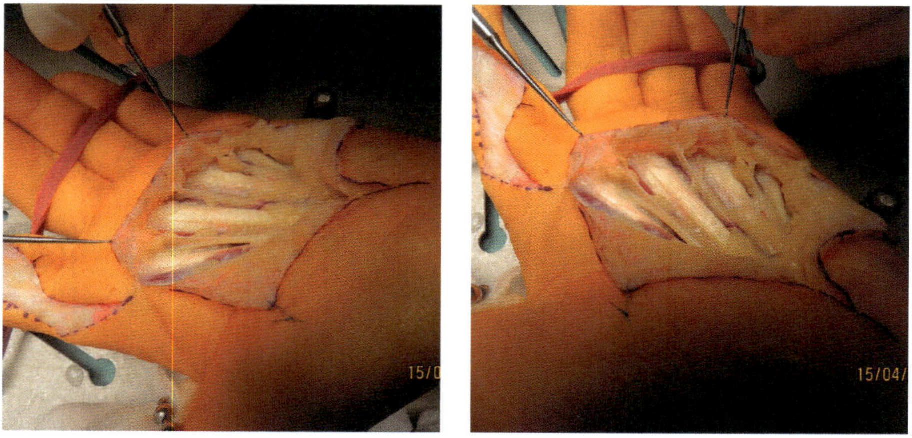

Dupuytren'sche Kontraktur, Operation in der Hohlhand und am 2. Finger. In diesem Gewebe wurden direkt Borrelien nachgewiesen.

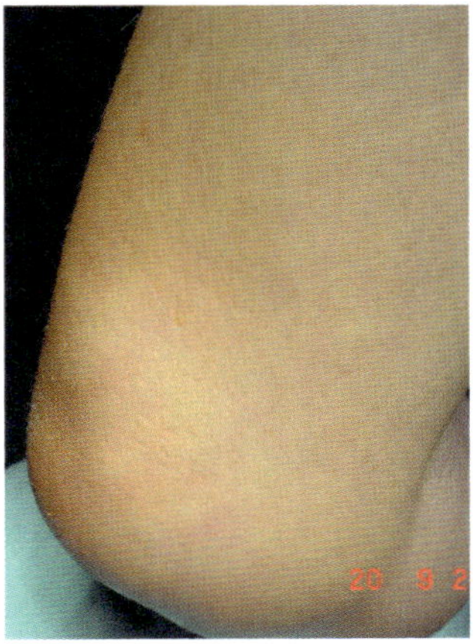

Rheuma-Knoten von außen.

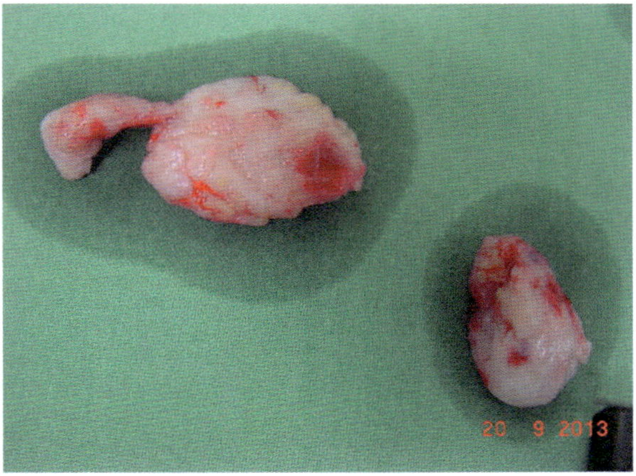

Rheuma-Knoten nach Entnahme; auch hier war ein Direktnachweis großer Borrelienmengen möglich.

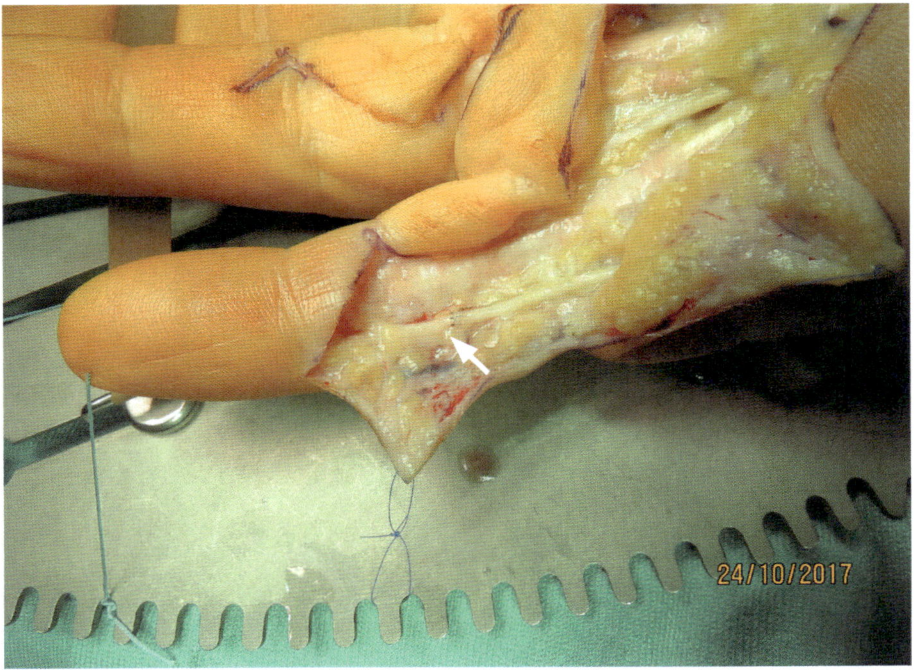

Zustand nach Nervenverletzung und Neurombildung; ein Teil des Nervs musste entfernt werden, der Rest vernäht. Der Pfeil zeigt die Nahtstelle. Im entnommenen Nervengewebe konnten Borrelien direkt nachgewiesen werden.

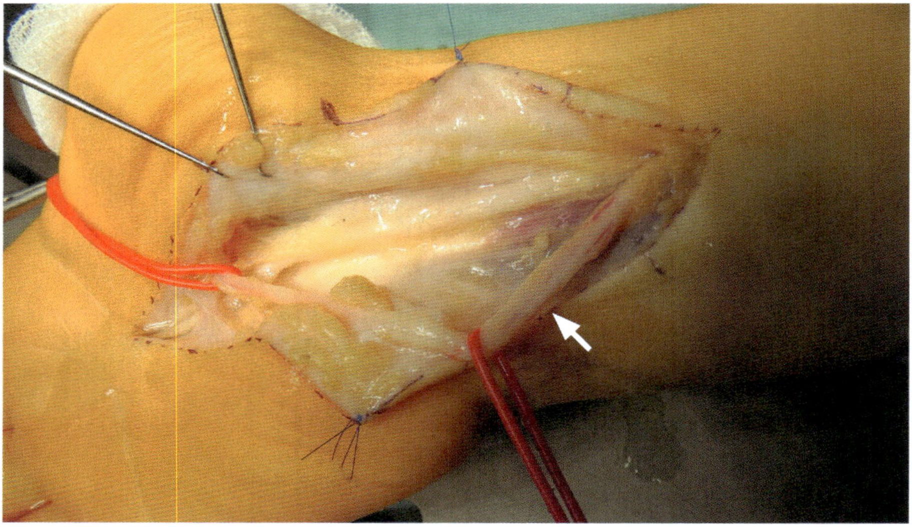

Bei dieser 25-jährigen Patientin wurde bei der Operation eines Karpaltunnelsyndroms eine sogenannte Arteria mediana (siehe Pfeil) nachgewiesen, die nicht immer vorhanden ist.

Hier musste sie entnommen werden (was meist nicht notwendig ist), da Arteria radialis und Arteria ulnaris vorhanden waren. Im entnommenen Gewebe fanden sich Borrelien.

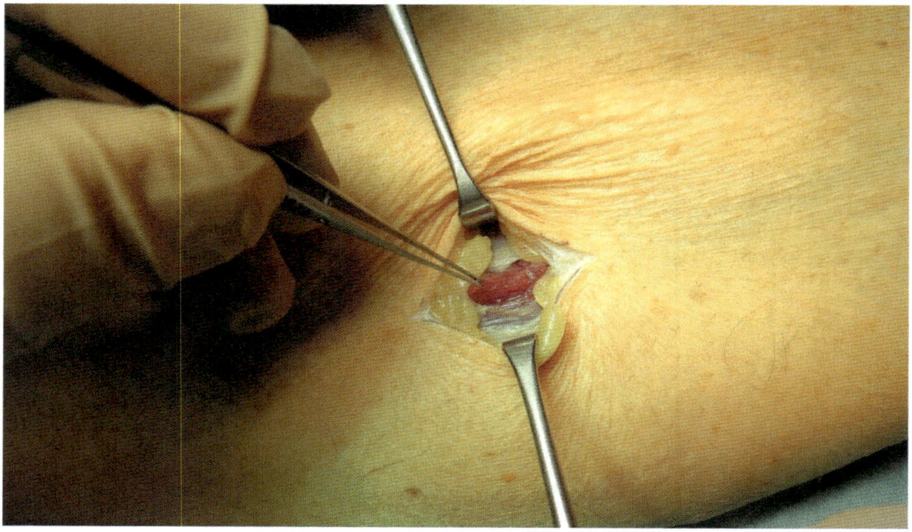

Biopsie aus einem Unterschenkelmuskel, unter Lokalanästhesie entnommen.

Der Patient litt unter Fibromyalgie (rheumatischer Formenkreis). Im entnommenen Muskelteil konnten direkt Borrelien nachgewiesen werden.

12 Literatur

Aberer E, Kersten A, Klade H, Poitschek C, Jurecka W. Heterogeneity of Borrelia burgdorferi in the skin. Am J Dermatopathol 1996; 1816:57, 1–9.

Ackermann R, Golmer E, Rehse-Küpper B. Progressive Borrelien-Enzephalomyelitis. Dtsch Med Wschr 1985; 100:1039–1042.

Auer H, Aspöck H. Die Diagnostik der Toxocara-Infestationen und der Toxokarose des Menschen. J Lab Med 2006, 30:1–12.

Auer H, Aspöck H. Nosologie und Epidemiologie der Toxokarose des Menschen – die aktuelle Situation in Österreich. Wien Klin Wochenschr 2004, 116:7–18.

Auer H., Aspöck H. Helminths and helminthoses in Central Europe: diseases caused by nematodes (roundworms). Wien Med. Wochenschr 2014, 164:424–434.

Bach G. Recovery of Lyme spirochetes by PCR in semen samples of previously diagnosed Lyme disease patients. Int. Sci Conf on Lyme Disease. 2001.

Bannwarth A. Chronische lymphozytäre Meningitis, entzündliche Polyneuritis und Rheumatismus. Arch Psychiatr Nervenkr. 1941; 113:284–376.

Barr WB, Rastogi R, Ravdin L, Hilton E. Relations among indexes of memory disturbance and depression in patients with Lyme borreliosis. Appl Neuropsychol. 1999; 6(1):12–8.

Bartz-Bazzanella P, Christoph R, Weiner E, Mugler M, Schroder JM, Genth E. Diffuse fasciitis after Borrelia Infection – a case report. Z Rheumatol. 1997; 56(4):214–21.

Bayer ME, Zhang L, Bayer MH. Borrelia burgdorferi DNA in the urine of treated patients with chronic Lyme disease symptoms. A PCR study of 97 cases. Infection. 1996; 24(5):347–53.

Beaver PC, Snyder CH, Carrera GM, Dent JH, Lafferty JW. Chronische Eosinophilie durch viszerale Larva migrans. Pädiatrie 1952, 9:7–19.

Berger BW. Dermatologic manifestations of Lyme disease. Rev Infect Dis 1989; 11 Suppl 6:1475–81.

Berghoff W. Liquordiagnostik bei Lyme-Neuroborreliose und chronischer Lyme-Borreliose mit Encephalopathie. www.praxis-berghoff.de.

Berghoff W. Lyme-Borreliose. Berghoff 2016.

Bertrand E, Szpak GM, Pikowska E, Habib N, Lipczynska-Lojkowska W, Rudnicka A, Tylewska-Wierzbanowska S, Kulczycki J. Central nervous system Infection caused by Borrelia burgdorferi. Clinico-pathological correlation of three post-mortem cases. Folia Neuropathol. 1999; 37(1):43–51.

Bikle DD. Vitamin D and Immune Function: Understanding Common Pathways. Curr Osteoporos Rep 7, no. 2 (Jul 2009): 58–63.

Bloom BJ, Wyckoff PM, Meissner HG, Steere AC. Neurocognitive abnormalities in children after classic manifestations of Lyme disease. Pediatr Infect Dis J. 1998; 17(3):189–96.

Brouqui P, Bacellar F, Baranton G, Birtles RJ, Bjorsdorff A, Blanco JR, Caruso G, Cinco M, Fournier PE, Francavilha E, Jensenius M, Kazar J, Laferl H, Lakos A, Lotric Furlan S, Maurin M, Oteo JA, Parola P, Perez-Eid C, Peter O, Postic D, Raoult D, Teblez A, Tselentis Y, Wilske B. ESCMID Study Group on Coxiella, Anaplasma, Rickettsia and Bartonella. European Network for Surveillance of Tick-Borne Diseases. Guidelines for the diagnosis of tick-borne bacterial diseases in Europe. Clin Microbiol Infect 2004; 10(12): 1108–32.

Burgdorf WH, Worret WI, Schultka O. Acrodermatitis chronica atrophicans. Int J Dermatol. 1979; 18:595–601.

Burgdorfer W, Barbour AG, Hayes SF, Benach JL, Grunwaldt E, Davis JP. Lyme disease – a tick-borne spirochetosis? Science 1982; 216(4552):1317–9.

Cameron D, Gaito A, Harns N, Bach G, Bellovin S, Bock K, Bock S, Burrascano J, Dickey C, Horowitz R, Phillips S, Meer-Scherrer L, Raxlen B, Sherr V, Smith H, Smith P, Stricker R. ILADS Working Group. Evidence-based guidelines for the management of Lyme disease. Expert Rev Anti Infect Ther 2004; 2(1 Suppl):S1–13.

Chancellor MB, McGinnis DE, Shenot PJ, Kiilholma P, Hirsch IH. Urinary dysfunction in Lyme disease. J Urol. 1993; 149(1):26–30.

Chapman AS, Bakken JS, Folk SM, Paddock CD, Bloch KC, Krusell A, Sexton DJ, Buckingham SC, Marshall GS, Storch GA, Dasch GA, McQuiston JH, Swerdlow DL, Dumler SJ, Nicholson WL, Walker DH, Eremeeva ME, Ohl CA; Tickborne Rickettsial Diseases Working Group; CDC. Diagnosis and management of tickborne rickettsial diseases: Rocky Mountain spotted fever, ehrlichiosis, and anaplasmosis – United States: a practical guide for physicians and other health-care and public health professionals. MMWR Recomm Rep 2006; 55(RR-4):1–27.

Chomel BB, Abbott RC, Kasten RW, Floyd-Hawkins KA, Kass PH, Glaser CA, Pedersen NC, Koehler JE. Bartonella henselae prevalence in domestic cats in California: risk factors and association between bacteremia and antibody titers. J Clin Microbiol 1995; 33(9): 2445–50.

Cimmino MA, Moggiana GL, Parisi M, Accardo S. Treatment of Lyme arthritis. Infection. 1996; 24(1):91–3.

Dattwyler RJ, Thomas JA, Benach JL, Golightly MG. Cellular immune response in Lyme disease: the response to mitogens, live Borrelia burgdorferi, NK cell function and lymphocyte subsets. Zentralbl Bakteriol Mikrobiol Hyg. 1986; 263(1–2):151–9.

Deanehan JK, Nigrovic PA, Milewski MD, Tan Tanny SP, Kimia AA, Nigrovic LE. Synovial fluid findings in children with knee monoarthritis in lyme disease endemic areas. Pediatr Emerg Gare. 2014; 30(1):1 6–9.

Dehnert M, Fingerle V, Klier G, Talaska T, Schlaud M, Krause G, Wilking H, Poggensee G. Seropositivity of Lyme borreliosis and associated risk factors: a population-based study in children and adolescents in Germany (KiGGS). PloS one 2012; 7(8):e41 321.

Donta ST. Macrolide therapy of chronic Lyme Disease. Med Sci Monit. 2003; 9(11):P1136–42.

Fallon BA, Fein L, MD, Liegner K. Repeated antibiotic treatment in chronic Lyme disease. J Spirochetal Tick Dis. 1999; 6:91–101.

Fingerle V, Wilske B. Abschlussbericht zur im Jahr 2004 durchgeführten Studie „Epidemiologische Aspekte zeckenübertragener Erkrankungen in Bayern: Lyme-Borreliose" im Rahmen der Gesundheitsinitiative: Bayern aktiv. Bayerisches Staatsministerium für Umwelt, Gesundheit und Verbraucherschutz; München Dez. 2005.

Finizia C, Jönsson R, Hanner P. Serum and cerebrospinal fluid pathology in patients with sudden sensorineural hearing loss. Acta Otolaryngol 2001; 121(7):823–30.

Globits S, Bergler-Klein J, Stanek G, Ullrich R, Gloggar D. Magnetic resonance imaging in the diagnosis of acute Lyme carditis. Cardiology. 1994; 85(6):415–7.

Guenther M, Surendran SA, Hauer N et al. Intratumoral bacterial abundance confers poor response to adjuvant gemcitabine in resected pancreatic cancer patients which is mitigated by postoperative antibiotics. Br J Cancer 2025.

Habek M, Mubrin Z, Brinar W. Avellis syndrome due to borreliosis. EurJ Neur. 2007; 14:112–114.

Halperin JJ, Little BW, Goyle PK, Dattwyler RJ. Lyme disease: cause of a treatable peripheral neuropathy. Neurology 1987; 37(11)1:1700–6.

Halperin JJ, Luft BJ, Anand AK, Roque CT, Alvarez O, Volkman DJ, Dattwyler RJ. Lyme neuroborreliosis: central nervous system manifestations. Neurology. 1989; 39(6):753–9.

Halperin JJ, Pass HL, Anand AK, Luft BJ, Volkman DJ, Dattwyler RJ. Nervous system abnormalities in Lyme disease. Ann NY Acad Sci. 1988; 539, 24–34.

Halperin JJ. Lyme disease and the peripheral nervous system. Muscle Nerve 2003; 28(2):133–43.

Hartwig A. Göttinger Borreliose-Therapieschema. Online unter: http://www.borreliose-zecken-ms.de. 2016.

Hassler D, Riedel K, Zorn J, Preac-Mursic V. Pulsed high-dose cefotaxime therapy in refractory Lyme borreliosis. Lancet. 1991; 338(8760):193.

Hassler D, Zorn J, Zäher L, Neuss M, Weyand C, Gorozny J, Born IA, Preac-Mursic V. Nodular panniculitis: a manifestation of Lyme borreliosis? Hautarzt. 1992; 43(31):134–8.

Hassler D. Cefotaxim in der Behandlung der chronischen Lyme-Borreliose. Fortschr Antimicr Antineopl Vhemother. 1992;11:109–118.

Hassler D. Langzeitbeobachtungen zum Krankheitsbild der Lyme-Borreliose in einem Endemiegebiet. Habilitationsschrift Universität Erlangen. 1997.

Häupl T, Hahn G, Rittig M, Krause A, Schoerner G, Schönherr U, Kalden JR, Burmester GR. Persistence of Borrelia burgdorferi in ligamentous tissue from a patient with chronic Lyme borreliosis. Arthritis Rheum. 1993; 36(11):1621–6.

Heller J, Holzer G, Schimrigk K. Immunological differentiation between neuroborreliosis and multiple sclerosis. J Neurol. 1990; 237(8):465–70.

Herxheimer K, Hartmann K. Über Acrodermatitis chronica atrophicans. Arch Dermatol Syph 1902; 61:57–76.

Hodzic E, Imai D, Feng F, Barthold SW. Persistence of Borrelia burgdorferi following antibiotic treatment in mice. Antimicrobial Agents and Chemotherapy. 2008; 52(5):1728–1736.

Honegr K, Hulínská D, Dostál V. Gebouský P, Hanková E, Horácek J, Vyslouzil L, Havlasová J. Persistence of Borrelia burgdorferi sensu lato in patients with Lyme borreliosis. [Original in Tschechisch]. Epidemiol Mikrobiol Immunol 2001; 50(1):10–6.

Horowitz HH, Pavia CS, Bittker S, Forseter G, Cooper D, Nadelman RB, Byrne D, Johnson RC, Wormser GR. Sustained cellular immune responses to Borrelia burgdorferi: lack of correlation with clinical presentation and serology. Clin Diagn Lab Immunol. 1994; 1:373–8.

Horz HP. Archeal Lineages within the Human Microbiome: Absent, Rare or Elusive? In: Life (Basel). Band 5, Nr. 2/2015, S. 1333–1345.

Hovmark A, Asbrink E, Olsson I. Joint and bone involvement in Swedish patients with Ixodes ricinus-born Borrelia infection. Zentralbl Bakt Hyg. 1 986; A263:275–284.

Hulinska D, Votypka J, Valesova M. Persistence of Borrelia garinii and Borrella afzelii in patients with Lyme arthritis. Zentralbl Bakteriol. 1999; 289:301–318.

Huppertz D, Michels H. Pattern of joint involvement in children with Lyme arthritis. Br Med J Rheum. 1996; 35:1016–1018.

Kalish RA, McHugh G, Granquist J, Shea B, Ruthazer R, Steere AG. Persistence of immunoglobulin M or immunoglobulin G antibody responses to Borrelia burgdorferi 10–20 years after active Lyme disease. Clin Infect Dis. 2001; 33(6):780–5.

Kaplan RF, Trevino RP, Johnson GM, Levy L, Dornbush R, Hu LT, Evans J, Weinstein A, Schmid CH, Klempner MS. Cognitive function in post-treatment Lyme disease: do additional antibiotics help? Neurology. 2003; 60(12):1916–22.

Kindstrand E, Nilsson BY, Hovmark A, Nennesmo I, Pirskanen R, Solders G, Asbrink E. Polyneuropathy in late Lyme borreliosis – a clinical, neurophysiological and morphological description. Acta Neurol Scand. 2000; 101(1):47–52.

Kindstrand E, Nilsson BY, Hovmark A, Pirskanen R, Asbrink E. Peripheral neuropathy in acrodermatitis chronica atrophicans – effect of treatment. Acta Neurol Scand. 106(5):253–7; 2002.

Klemann W, Huismans BT. Patienten mit Erreger-Direktnachweis bei chronischer Lyme-Borreliose: Klinik, Labordiagnostik, Antibiotika-Therapie und Krankheitsverlauf – Eine retrospektive Studie. umwelt-medizin-gesellschaft, 2009; 22(2):32; 1–38.

Klempner MS. Controlled trials of antibiotic treatment in patients with post-treatment chronic Lyme disease. Vector Borne and Zoonotic Diseases. 2002; 2(4):255–263.

Klingebiel R, Benndorf G, Schmitt M, von Moers A, Lehman R. Large cerebral vessel occlusive disease in Lyme neuroborreliosis. Neuropediatrics. 2002; 33:37–40.

Krause PJ, Wormser GR. Nosocomial transmission of human granulocytic anaplasmosis? JAMA 2008; 300(19): 2308–9.

Kristoferitsch W, Lanschützer H. Oligoclonal immunoglobulin M in the cerebrospinal fluid of patients with Garin-Bujadoux-Bannwarth meningopolyneuritis. Wien Klin Wochenschr 1986; 98(1 2):386–8.

Kristoferitsch W. Neuropathien bei Lyme-Borreliose. Springer, 1989.

Krüger H, Heim E, Schuknecht B, Scholz S. Acute and chronic neuroborreliosis with and without CNS involvement: a clinical, MRI, and HL4 study of 27 cases. J Neurol. 1991; 238(51):271–80.

Krupp LB, Hyman LG, Grimsor R, Coyle PK, Melville P, Ahnn 5, Dattwyler R, Chandler B. Study and treatment of post Lyme disease (STOP-LD): a randomized double masked clinical trial. Neurology 2003; 60(12):1923–30.

Lakos A, Ferenczi E, Komoly S, Granström M. Different B-cell populations are responsible for the peripheral and intrathecal antibody production in neuroborreliosis. Int Immunol. 2005; 17(12):1631–7.

Langer K, Diem E. Acrodermatitis chronic atrophicans and sclerodermiformi skin changes in Borrella Infektion. Hautarzt 1988; 39(10):647–51.

Lawrence C, Lipton RB, Lowy FD, Coyle PK. Seronegative chronic relapsing neuroborreliosis. Eur Neurol 1995; 35(2):113–7.

Lipschütz B. Über eine seltene Erythemform (Erythema chronicum migrans). Arch Dermatol Syph 118, 1813; 1482–1486.

Liu NY, Dinerman H, Levin RE, Massarotti E, Molloy PJ, Schoen RT, Taylor E, Steere AC. Randomized trial of doxycycline vs. amoxicilin/probenecid for the treatment of Lyme arthritis: treatment of non responders with iv penicillin or ceftriaxone. Arthritis Rheum. 1989; 32:46.

Luft BJ, Dattwyler RJ, Johnson RC, Luger SW, Bosler EM, Rahn DW, Masters EJ, Grunwaldt E, Gadgil SD. Azithromycin compared with amoxicillin in the treatment of Erythema migrans. A double-blind, randomized, controlled trial. Ann Intern Med. 1996; 124(9):785-91.

Lurie-Weinberger MN, Gophna U: Archaea in and on the Human Body: Health Implications and Future Directions. In: PLOS Pathogens. Band 11, Nr 6, 11. Juni 2015, S.e 1004833,doi. 10.1371/journal ppat.

Magnarelli LA, Dumler JS, Anderson JF, Johnson RC, Fikring E. Coexistence of antibodies to tick-borne pathogenes of babesiosis, ehrlichiosis, and Lyme borreliosis in human sera. J Clin Microbiol 1995; 33(11): 3054-7.

Maniu A, Damian L. Rapid progressive bilateral hearing loss due to granulomatous otitis media in Lyme disease. Am J Otolaryngol. 2013; 34(3):245-7.

McDonald AB. Alzheimer's disease Braak Stege progressions: reexamined and redefined es Borrelia infection transmission through neural circuits. Med Hypotheses 2007; 68(5):1059-64.

Müller I, Freitag MH, Poggensee G, Scharnetzky E, Straube E, Schoerner GH, Hlobil H, Hagedorn HJ, Stanek G, Schubert-Unkmeir A, Norris DE, Gensichen J, Hunfeld KP. Evaluating frequency, diagnostic quality, and cost of Lyme borreliosis testing in Germany: a retrospective model analysis. Clinical and Developmental Immunology Volume 2012, article ID 595427, 13p.

Munk PS, Orn S, Larsen AT. Lyme carditis: persistent local delayed enhancement by cardiac magnetic resonance imaging. Int J Cardiol. 2007; 15(3):e108-10.

Mursic VP, Wanner G, Reinhardt S, Wilske B, Busch U, Marget W. Formation and cultivation of Borrelia burgdorferi spheroplast-L-form variants. Infection 1996; 24(3):218-26.

Mursic VP, Wilske B, Schierz G, Holmburger M, Süss E. In vitro and in vivo susceptibility of Borrelia burgdorferi. Eur J Clin Microbiol. 1987; 6(4):424-6.

Nadelman RB, Luger SW, Frank E, Wisniewski M, Collins JJ, Wormser GR. Comparison of Cefuroxime Axetil and Doxycycline in the Treatment of Early Lyme Disease. Annals of Internal Medicine. 1992; 11 7(4):273-280.

Nigst H., Buck-Gramcko D., Millesi H.: Handchirurgie, Band I. Thieme 1981.

Oksi J, Marjamäki M, Nikoskelainen J, Viljanen MK. Borrelia burgdorferi detected by culture and PCR in clinical relapse of disseminated Lyme borreliosis. Ann Med. 1999; 31(3):225-32.

Oksi J, Mertsola J, Reunanen M, Marjamäki M, Viljanen MK. Subacute rnultiple-site osteomyelitis caused by Borrelia burgdorferi. Clin Infect Dis. 1994; 19:891-896.

Oksi J, Nikoskelainen J, Viljanen MK. Comparison of oral cefixime and intravenous ceftriaxone followed by oral amoxicillin in disseminated Lyme borreliosis. Eur J Clin Microbiol Infect Dis. 1988; 17(10):715-9.

Paul H, Gerth HJ, Ackermann R. Infectiousness for humans of Ixodes ricinus containing Borrelia burgdorferi. Zentralbl Bakt Hyg. 1986; A263:473-476.

Pfister HW, Einhäupl KM, Wilske B, Preac-Mursic V. Bannwarth's syndrome and the enlarged neurological spectrum of arthropod-born Borreliosis. Zentralblatt Bakt Hyg A. 1986; 263:343-347.

Pfister HW, Preac-Mursic V, Wilske B, Schielke E, Sorgel F, Einhäupl KM. Ein entzündlicher Liquor oder gar der Nachweis von intrathekalen Antikörpern gegen Bb sprechen für eine LNB, da Lyme neuroborreliosis. J Infect Dis. 1991; 163:311-318.

Pfister HW, Preac-Mursic V, Wilske B, Schielke E, Sörgel F, Einhäupl KM. Randomized comparison of ceftriaxone and cefotaxime in Lyme neuroborreliosis. J Infect Dis. 1991; 163(2):311-8.

Phills JA, Harrold AJ, Whiteman GV, Perelmutter L. Pulmonale Infiltrate, Asthma und Eosinophilie aufgrund von Ascaris suum Befall beim Menschen. NEngl J Med. 1972, 286 (18):965-970.

Pincemaille O, Pin I, Wroblewski I, Francois P, Gratacap B, Joannard A, Bost M. Meningo-encephalomyelitis in Lyme disease. Arch Er Pediatr. 1989; 46(8):589–90.

Pinto DS. Cardiac manifestations of Lyme disease. Med Clin North Am. 2002; 86(2):285–96.

Preac-Mursic V, Weber K, Pfister HW, Wilske B, Gross B, Baumann A, Prokop J. Survival of Borrelia burgdorferi in antibiotically treated patients with Lyme borreliosis. Infection. 1989; 1 7(6):355–9.

Satz N, Ackermann R, Gern L, Aeschlimann A, Ott A, Knoblauch M. Zur Epidemiologie der Infektion mit Borrelia burgdorferi. Schw Med Wochenschr. 1988; 118:422–426.

Schmidli J, Hunziker T, Moesli P, Schaad UB. Cultivation from Borrelia burgdorferi from joint fluid three months after treatment of facial palsy due to Lyme borreliosis. J Infect Dis. 1988; 158:905–906.

Schmiedel J, Gahn G, von Kummer R, Reichmann H. Cerebral vasculitis with multiple infarcts caused by Lyme Disease. Cerebrovasc Dis. 2004; 17:79–80.

Schmutzhard E, Willeit J, Gerstenbrand F. Meningopolyneuritis Bannwarth with focal nodular myositis. A new aspect in Lyme borreliosis. Klin Wochenschr. 1986, 64(22): 1204–8.

Schneider R, Auer H. Incidence of Ascaris suum-specific antibodies in Austrian patients with suspected larva migrans visceralis (VLM) syndrome. Parasitology Research 2015, Epub ahead of print.

Schneider R, Obwaller A, Auer H. Immunoblot for the detection of Ascaris suum-specific anti-bodies in patients with visceral larva migrans (VLM) syndrome. Parasitology 2015; 114(1):305–10.

Schoenen J, Sianard-Gainko J, Carpentier M, Reznik M. Myositis during Borrelia burgdorferi infection (Lyme disease). J Neurol Neurosurg Psychiatry 1989; 52181:1002–5.

Seinost G, Gasser R, Reisinger E, Rigler MY, Fischer L, Keplinger A, Dattwyler RJ, Dunn JJ, Klein W. Cardiac manifestations of Lyme borreliosis with special reference to contractile dysfunction. Acta Med Austriaca. 1998; 25(2):44–50.

Selby G, Walker GL. Cerebral arteritis in cat-scratch disease. Neurology 1979; 29(10): 1413–8.

Shotland LI, Mastrioanni MA, Choo DL, Szymko-Bennett YM, Dally LG, Pikus AT, Sledjeski K, Marques A. Audiologic manifestations of patients with post-treatment Lyme disease syndrome. Ear Hear. 2003; 24(6):508–17.

Sigal LG. Musculoskeletal manifestations of Lyme arthritis. Rhum Dis Clin Am. 1998; 24:323–351.

Skogman BH, Croner S, Nordwall M, Eknefelt M, Ernerudh J, Forsberg R. Lyme neuroborreliosis in children: a prospective study of clinical features, prognosis, and outcome. Pediatric Infectious Disease Journal. 2008; 27(12):1089–1094.

Spach DH, Koehler JE. Bartonella-associated Infections. Infect Dis Clin North Am 1998; 12(1):137–55.

Standaert SM, Yu T, Scott MA, Childs JE, Paddock CD, Nicholson WL, Singleton J Jr, Blaser MJ. Primary isolation of Ehrlichia chaffeensis from patients with febrile illnesses: clinical and molecular characteristics. J Infect Dis 2000; 181(3): 1082–8.

Stanek G, Flamm H, Groh V, Hirschl A, Kristoferitsch W, Neumann R, Schmutzhard E, Wewalka G. Epidemiology of Borrelia infections in Austria. Zentralbl Bakteriol Mikrobiol Hyg A. 1986; 263:442–9.

Stanek G, Klein J, Bittner R, Glogar O. Isolation of Borrelia burgdorferi from the myocardium of a patient with longstanding cardiomyopathy. N Engl J Med 1990; 322(4):249–52.

Steere AC, Dhar A, Hernandez J, Fischer PA, Sikand VK, Schoen RT, Nowakowski J, McHugh G, Persing DH. Systemic symptoms without erythema migrans as the presenting picture of early Lyme disease. Am J Med 2003; 114(1):58-62.

Steere AC, Malawista SE, Snydman DR, Shope RE, Andiman WA, Ross MR, Steele FM. Lyme arthritis: an epidemic of oligoarticular arthritis in children and adults in three Connecticut communities. Arthritis Rheum. 1977; 20(1):7–17.

Steere AC. Lyme disease. N Engl J Med. 1989; 321(9):586–96.

Steere AC. Musculoskeletal manifestations of Lyme disease. Am J Med. 1995; 98(4A):44–48; discussion 48S–51S.

Steere AG, Hutchinson GJ, Rahn DW, Sigal LH, Craft JE, DeSanna ET, Malawista SE. Treatment of the early manifestations of Lyme disease. Ann Intern Med 1983; 99(1):22–6.

Steere AG, Taylor E, McHugh GL, Logigian EL. The overdiagnosis of Lyme disease. JAMA. 1993; 269(14):1812–6.

Stricker RB, Gaito A, Harns NS, Burrascano JJ. Coinfection in patients with lyme disease: how big a risk? Clin Infect Dis 2003; 37(9): 1277–8.

Stricker RB, Winger EE, Musical hallucinations in patients with Lyme disease. South Med J. 2003; 96(7):711–5.

Strle F, Preac-Mursic V, Gimperman J, Ruzic E, Maraspin V, Jereb M. Azithromycin versus doxycycline for treatment of erythema migrans: clinical and microbiological findings. Infection. 1993; 21 (2):83–8.

Strle F, Videncnik J, Zorman P, Cimperman J, Lotric-Furlan S, Maraspin V. Clinical and epidemiological findings for patients with Erythema migrans. Comparison of cohorts from the years 1993 and 2000. Wien Klm Wochenschr. 2002; 114:493–497.

The International Lyme and Associated Diseases Society. Evidence-based guidelines for the management of Lyme disease, Expert Rev Anti-infect. Ther. 2 (1)

Tumani H, Nölker G, Reiber H. Relevance of cerebrospinal fluid variables for early diagnosis of neuroborreliosis, Neurology. 1995; 45(9): 1663–70.

Tylewska-Wierzbanowska S, Chmielewski T. Limitation of serological testing for Lyme borreliosis: evaluation of ELISA and western blot in comparison with PCR and culture methods. Wien Klin Wochenschr. 2002; 1 14(13–14):601–5.

von Baehr V, Doebis C, Volk HD, von Baehr R. The lymphocyte transformation test for borrelia detects active lyme borreliosis and verifies effective antibiotic treatment. Open Neurol. J. 2012; 6:104–12.

von Baehr V, Liebenthal C, Gaida B, Schmidt FP, von Baehr R, Volk HD. Untersuchungen zur diagnostischen Wertigkeit des Lymphozytentransformationstestes bei Patienten mit Borreliose. J Lab Med. 2007; 31(3):149–158.

Weber K, Preac-Mursic V, Wilske B, Thurmayr R, Neubert U, Scherwitz C. A randomized Trial of Ceftriaxone versus Oral Penicillin for the Treatment of Early European Lyme Borreliosis. Infection. 1990; 18(2):91–96.

Weber K. Treatment failure in Erythema migrans – a review. Infection. 1996; 24(1):73–5.

Wendler H. „Larva migrans visceralis Syndrom" durch Toxocara canis. Munch.med. Wschr.114/1972, 1634–1639.

Zaidman GW. The ocular manifestations of Lyme disease. Int Ophthalmol Clin 1993; 33(1):9–22.

Zelger B, Eisendle K, Mensing C, Zelger B. Detection of spirochetal microorganisms by focus-floating microscopy in necrobiotic xantogranuloma. Journal of the American Academy of Dermatology 57/2007, 6,1026–1030.

Zintl A, Mulcahy G, Skerrett HE, Taylor SM, Gray JS. Babesia divergens, a bovine blood parasite of veterinary and zoonotic importance. Clin Microbiol Rev 2003; 16(4): 622–36.